A. J. Zollo Jr.
Wissenstrainer Innere
250 Fragen, die fit machen

Wissenstrainer Innere 250 Fragen, die fit machen

A. J. Zollo, Jr. MD
Assistant Professor
Department of Internal Medicine
Baylor College of Medicine, Houston, Texas
Chief Medical Officer
Department of Veterans Affairs Outpatient Clinic, Lufkin, Texas

Übersetzt von Verena Lauter, München

1. deutsche Auflage
entspricht Auszügen aus der 4. amerikanischen Auflage

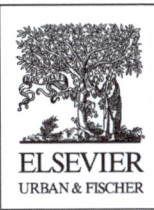

URBAN & FISCHER
München · Jena

Zuschriften und Kritik bitte an:
Elsevier GmbH, Urban & Fischer Verlag, Lektorat Medizinstudium, Karlstraße 45, 80333 München
medizinstudium@elsevier.de

Titel der Originalausgabe:
Medical Secrets. Fourth Edition by A. J. Zollo Jr. ISBN 1-56053-387-0
ELSEVIER/MOSBY
An Affiliate of Elsevier
© 2005 by Elsevier Inc. All rights reserved.

Wichtiger Hinweis für den Benutzer
Die Erkenntnisse in der Medizin unterliegen laufendem Wandel durch Forschung und klinische Erfahrungen. Der Autoren dieses Werkes hat große Sorgfalt darauf verwendet, dass die in diesem Werk gemachten therapeutischen Angaben (insbesondere hinsichtlich Indikation, Dosierung und unerwünschten Wirkungen) dem derzeitigen Wissensstand entsprechen. Das entbindet den Nutzer dieses Werkes aber nicht von der Verpflichtung, anhand der Beipackzettel zu verschreibender Präparate zu überprüfen, ob die dort gemachten Angaben von denen in diesem Buch abweichen und seine Verordnung in eigener Verantwortung zu treffen.
Wie allgemein üblich wurden Warenzeichen bzw. Namen (z. B. bei Pharmapräparaten) nicht besonders gekennzeichnet.

Bibliografische Information der Deutschen Nationalbibliothek
Die Deutsche Nationalbibliothek verzeichnet diese Publikation in der Deutschen Nationalbibliografie; detaillierte bibliografische Daten sind im Internet unter http://dnb.ddb.de abrufbar.

Planung und Lektorat: Inga Dopatka
Redaktion: Dr. Nikola Schmidt, Berlin
Herstellung: Christine Jehl
Satz: Mitterweger & Partner, Plankstadt bei Heidelberg
Druck und Bindung: Print-Consult, Grünwald
Umschlaggestaltung und Titelmotiv: SpieszDesign, Neu-Ulm

ISBN 978-3-437-41721-4

Aktuelle Informationen finden Sie im Internet unter www.elsevier.de und www.elsevier.com

Inhaltsverzeichnis

1 Allgemeinmedizin

1 Nennen Sie die 5 Hauptursachen für den apoplektischen Insult (Schlaganfall, Apoplex).

Gewusst?   ☺ ☐ ☺ ☐ ☹ ☐

---

2 Nennen Sie Differentialdiagnosen der Lungenembolie.

Gewusst?   ☺ ☐ ☺ ☐ ☹ ☐

Antwort 1

- Embolien
- Arteriosklerose
- lakunäre Infarkte
- hypertensive Blutungen
- Ruptur eines Aneurysmas/AV-Malformation.

Antwort 2

- Pneumonie/Bronchitis
- Exazerbation einer COPD (chronic obstructive pulmonary disease)
- Asthma bronchiale
- akuter Myokardinfarkt (MI)
- Aortendissektion
- Perikardtamponade
- pulmonale Hypertension
- Bronchial Ca
- Pneumothorax
- Kostochondritis
- Rippenfraktur
- muskuloskeletaler Schmerz
- Angst.

Merke:
- Eine akute Lungenembolie ist trotz moderner Bildgebung eine schwer zu stellende Diagnose.
- Bei etwa 50 % wird die Diagnose post mortem gestellt.
- D-Dimere gehören zum Screening.
- Das Thorax-CT ist hilfreich bei der Diagnosestellung.
- Eine negative Farbdoppler-Sonographie der Beinvenen schließt eine Lungenembolie nicht aus.

3 Welche Keime spielen bei der viralen Pneumonie
im Erwachsenenalter eine Rolle?

Nennen Sie die häufigsten ambulant erworbenen Erreger
und die für diese Keime typische Risikogruppe.

Nennen Sie die besonderen Umstände im Krankenhaus
und ordnen Sie entsprechend typische Keime zu.

Gewusst?   ☺ ☐ 😐 ☐ ☹ ☐

---

4 An welche rheumatologische Erkrankung denken Sie bei
einem älteren Patienten mit Kopfschmerzen?

Gewusst?   ☺ ☐ 😐 ☐ ☹ ☐

Antwort 3

Typische **Keime** der **viralen Pneumonie** sind: Influenza, Parainfluenza, RSV, Adenovirus und Hantavirus.

Tab. 1.1: Ambulant erworbene Keime

Risikogruppe	Keime
Raucher	S. pneumoniae, H. influenzae, M. catarrhalis
Patienten mit viraler Bronchitis	S. pneumoniae, selten S. aureus
Alkoholiker	S. pneumoniae, Anaerobier, Kolibakterien
i.v. Drogenabhängige	S. aureus
Für Epidemien anfällige Patienten	Legionellen
Vogelhändler	Chlamydia psittaci
Hasenhändler	Francisella tularensis
COPD-Patienten	Anaerobier
Gesunde Personen	Mykoplasmen, Chlamydien, Viren

Tab. 1.2: Im Krankenhaus erworbene Keime

Besonderer Umstand	Keime
Lüftung	Kolibakterien, Pseudomonas aeruginosa, S. aureus
Patienten unter Kortisontherapie	Hefepilze, Pneumocastis carinii
Patienten mit Atemwegsobstruktion	Anaerobier
Patienten nach Apoplex	S.pneumoniae, Anaerobier

Antwort 4

Es könnte sich um eine **Arteriitis temporalis Horton** (Riesenzellarteriitis) handeln, die bei über 50-Jährigen auftritt. Die Patienten leiden unter klopfenden, kontinuierlichen, einseitig auftretenden Kopfschmerzen (Schläfenkopfschmerz). Wird die Arteriitis nicht behandelt, besteht akute Erblindungsgefahr für das Auge auf der betroffenen Seite.

5 Nennen Sie die häufigsten Ursachen für die obere bzw. untere gastrointestinale-Blutung. Kennen Sie weitere Ursachen?

Gewusst?   ☺ ☐ ☺ ☐ ☹ ☐

---

6 Was versteht man unter hepatischer Enzephalopathie? Wer ist davon betroffen?

Gewusst?   ☺ ☐ ☺ ☐ ☹ ☐

---

7 Welche Abschnitte des GI-Traktes können beim M. Crohn betroffen sein?

Gewusst?   ☺ ☐ ☺ ☐ ☹ ☐

Antwort 5

Obere gastrointestinale Blutung: Die 4 häufigsten Ursachen sind: peptische Ulzera, Varizen, Ösophagitis und Mallory-Weiss-Syndrom. Außerdem: erosive Gastritiden, Karzinome und AV-Malformationen.

Untere gastrointestinale Blutung: Die 4 häufigsten Ursachen sind: Hämorrhoiden, Angiodysplasien, Divertikulose und Karzinome. Außerdem: entzündliche Darmerkrankungen (M. Crohn, Colitis ulcerosa), Polypen und ischämische Kolitis.

Antwort 6

Bei der **hepatischen Enzephalopathie** handelt es sich um eine Erkrankung mit zunehmender Bewusstseinsstörung (Schläfrigkeit, von Somnolenz bis Koma), Foetor hepaticus (typischer Atemgeruch nach roher Leber bei Patienten mit Leberzirrhose) und Asterixis (grobschlägiges Händezittern = Flattertremor). Sie tritt bei Patienten mit Leberzirrhose oder Leberinsuffizienz auf.

Antwort 7

M. Crohn kann an jeder Stelle des Verdauungstraktes von Mund bis Anus auftreten. Hauptsächlich ist jedoch das Kolon betroffen.

8 Nennen Sie die 3 häufigsten Ursachen der akuten Pankreatitis.

Erläutern Sie iatrogene Ursachen der akuten Pankreatitis.

Gewusst? ☺ ☐ ☺ ☐ ☹ ☐

---

9 Nennen Sie metabolische Ursachen der akuten Pankreatitis.

Nennen Sie Infektionen, die mit der akuten Pankreatitis einhergehen können.

Gewusst? ☺ ☐ ☺ ☐ ☹ ☐

Antwort 8

60–80 % der **akuten Pankreatitis** werden durch Alkoholabusus und Gallensteine verursacht, 15 % der Fälle sind idiopathisch (keine erkennbare Ursache).

Iatrogene Ursachen: nach abdominellen und nicht-abdominellen chirurgischen Eingriffen sowie nach ERCP (endoscopic retrograde cholangiopancreatography), hauptsächlich nach manometrischen Untersuchungen des Sphincter Oddi bei stumpfen Bauchtraumen. 3 % der Pankreatitiden treten nach Nierentransplantation auf, verursacht durch chirurgischen Eingriff, Hyperkaliämie, Medikamente (Glucocorticoide, Azathioprin, L-Asparaginase, Diuretika) oder virale Infektionen.

Antwort 9

Metabolische Ursachen der akuten Pankreatitis:
- Hypertriglyceridämie
- Apolipoprotein C-II Mangel
- Hyperkalzämie (z. B. Hyperparathyreoidismus)
- Nierenversagen
- akute Leberverfettung in der Schwangerschaft (oder auch während unkomplizierten Schwangerschaften in Zusammenhang mit Gallensteinen).

Begleitende Infektionen:
- Mumps
- Virushepatitis
- Virusinfektionen (Coxsackievirus, Echovirus, Cytomegalievirus)
- Ascariasis
- Infektionen mit Mykoplasmen, Campylobacter, Mycobacterium avium complex, etc.

10 Was wird mit einem Hämoccult®-Test nachgewiesen und was verursacht einen falsch-positiven Test?

Was verursacht einen falsch-negativen Hämoccult®-Test?

Gewusst?   ☺ ☐ ☺ ☐ ☹ ☐

---

11 Nennen Sie Ursachen für den Ikterus im Erwachsenenalter.

Gewusst?   ☺ ☐ ☺ ☐ ☹ ☐

Antwort 10

Ein Hämoccult®-Test weist Hämoglobin im Stuhl nach.

Falsch-positive Ergebnisse können nach Verzehr von rohem Rindfleisch, Obst und Gemüse mit hohem Peroxidasengehalt entstehen. Dieser Effekt wird hauptsächlich bei Testverfahren beobachtet, bei denen die Stuhlprobe rehydriert wird. Orale Eisenpräparate haben in einzelnen Studien auch das Ergebnis verfälscht. Falsch-positive Ergebnisse treten, anders als beim kolorektalen Karzinom, auch durch eine Magenblutung, die durch NSAR verursacht wurde, auf.

Falsch-negative Ergebnisse entstehen bei nicht blutenden (Läsion < 1–2 cm, nicht ulzerierend) oder nur zeitweise oder nur sehr schwach blutenden (< 20ml Blut/Tag) Kolonkarzinomen. Stuhlproben, die lange vor dem Test lagern und hohe Dosen an Ascorbinsäure können ebenso zu einem falsch-negativen Ergebnis führen.

Antwort 11

Gallengangsobstruktion:
- Gallensteine
- Tumor
- Pankreaskarzinom
- hepatozelluläres Karzinom
- Stauungsinsuffizienz.

Hepatozellulärer Ikterus:
- Hepatitis
- Viren
- Alkohol
- Medikamente / Drogen
- Leberzirrhose.

12 Definieren Sie Karzinoid-Syndrom.

Beschreiben Sie die Symptomatik des Karzinoid- Syndroms.

Gewusst?　　　　　　　☺ ☐ 😐 ☐ ☹ ☐

---

13 Welche Herzklappen sind bei rheumatischen Herzerkrankungen am häufigsten betroffen?

Gewusst?　　　　　　　☺ ☐ 😐 ☐ ☹ ☐

Antwort 12

Definition: Das **Karzinoid** wird durch einen Symptomenkomplex verursacht, welcher von den Karzinoidtumoren ausgeht. Diese endokrinen Tumore sind meist im Verdauungstrakt angesiedelt. Sie entstehen aus enterochromaffinen Zellen und können eine Vielzahl an biologisch aktiven Aminosäuren und Peptiden produzieren, z. B. Serotonin, Bradykinin, Histamin, ACTH, Prostaglandine. Da der Leber diese Substanzen über die Pfortader zur Verstoffwechselung zugeführt werden, zeigen die Patienten erst bei einer Metastasierung der Leber die typische Symptomatik.

Klinik: Die Patienten leiden unter einer plötzlich auftretenden Gesichtsröte, die sich über den Rumpf ausbreitet ("Flush") und einige Minuten dauert. Diese Episoden werden oft von Tachykardie und Hypotonie begleitet. Die Symptome treten anfallsweise auf und lassen sich durch Alkohol, Stress oder Palpation der Leber hervorrufen oder können durch Gabe von Katecholaminen, Pentagastrin oder Reserpin ausgelöst werden. Weitere Symptome sind anfallsartige Durchfälle, krampfartige Bauchschmerzen, Obstipation, GI-Blutung und Malabsorption.

Antwort 13

Bei **rheumatischen Herzerkrankungen** ist am häufigsten die Mitralklappe betroffen, gefolgt von der Aortenklappe. Selten betroffen ist die Trikuspidalklappe, noch seltener die Pulmonalklappe.

14 Wann muss ein Patient mit Aortenklappenstenose operiert werden?

Gewusst? ☺ ☐ 😐 ☐ ☹ ☐

---

15 Nennen Sie die wichtigsten Risikofaktoren für die Entwicklung einer koronaren Herzerkrankung (KHK).

Welcher Blutwert verringert das Risiko einer KHK?

Gewusst? ☺ ☐ 😐 ☐ ☹ ☐

Antwort 14

Wenn eine **Aortenklappenstenose** symptomatisch wird, muss ein Klappenersatz in Erwägung gezogen werden. Typische Symptome sind Herzinsuffizienz, Angina pectoris und Synkopen. Jedes einzelne Symptom stellt eine schwere Aortenstenose dar (geschätzte Klappenöffnung $< 0{,}8\,\text{cm}^2$) und hat ungefähr eine 3-Jahressterblichkeit von 50 %.

Antwort 15

Risikofaktoren für eine KHK:

- familiär gehäufte KHK in jüngerem Alter: Herzinfarkt oder plötzlicher Tod des Vaters bzw. eines männlichen Verwandtens 1. Grades vor dem 55. Lebensjahr, oder der Mutter bzw. einer weiblichen Verwandten 1. Grades vor dem 65. Lebensjahr
- Kettenraucher
- arterielle Hypertonie: RR 140/90 mmHg bestätigt durch mehrere Messungen oder Einnahme antihypertensiver Medikamente
- erhöhtes LDL-Cholesterin
- niedriges HDL-Cholesterin: $< 35\,\text{mg/dl}$ oder 0,9 mmol/l, bestätigt durch mehrere Messungen
- Diabetes mellitus.

Ein hohes HDL-Cholesterin ($> 60\,\text{mg/dl}$ oder 1,6 mmol/l) verringert das Risiko.

16 Welches Medikament darf einem Patienten mit beidseitiger Nierenarterienstenose zur Behandlung einer arteriellen Hypertonie nicht gegeben werden? Warum?

Gewusst?   ☺ ☐ ☺ ☐ ☹ ☐

---

17 Nennen Sie Differentialdiagnosen der makrozytären Anämie.

Nennen Sie Differentialdiagnosen der mikrozytären Anämie.

Gewusst?   ☺ ☐ ☺ ☐ ☹ ☐

Antwort 16

ACE-Inhibitoren dürfen nicht gegeben werden. Bei einer beidseitigen oder einseitigen Nierenarterienstenose hängt der renale Perfussionsdruck (und somit die GFR) vom lokalen Renin-Angiotensin System ab. Wenn dieses von einem ACE-Inhibitor unterdrückt wird, führt dies zu einem deutlichen Abfall des arteriellen Druckes und somit zum Abfall des renalen Perfussionsdruckes, der zu einer erniedrigten GFR führt.

Antwort 17

Differentialdiagnosen der makrozytären Anämie:
- Lebererkrankungen
- Vitamin-B12-Mangel
- Folsäure-Mangel
- myelodysplastisches Syndrom
- Medikamente, die die DNA-Synthese beeinträchtigen: 6-Mercaptopurin, Zidovudin, 5-Fluorouracil.

Differentialdiagnosen der mikrozytäre Anämie:
- Eisenmangel (weltweit die häufigste Anämie)
- Hämoglobinopathien: Thalassämie, Sichelzell-Anämie
- sideroplastische Anämie
- Anämie durch chronische Erkrankungen.

18 Unterscheiden Sie Diabetes mellitus Typ I von Diabetes mellitus Typ II.

Gewusst?   ☺ ☐ ☺ ☐ ☹ ☐

---

19 Wie häufig ist die asymptomatische Bakteriurie bei über 65-jährigen Patienten?

Ist eine Therapie notwendig?

Gewusst?   ☺ ☐ ☺ ☐ ☹ ☐

Antwort 18

Tab. 1.3: Diabetes mellitus Typ I und Typ II

	Typ I	Typ II
Manifestationsalter	< 40 Jahre	> 40 Jahre
Beginn	Akut	Schleichend, oft Zufallsdiagnose
Komplikationen	Ketoazidotisches Koma	Hyperosmolares Koma
Körperbau	Normal, asthenisch	Meist adipös
Pathologie	Zerstörung der Inselzellen	Insulinresistenz, Inselzellen intakt
Insulinpflichtig	Ja	Ja, aber seltener als Typ I
Therapie	Insulin	Gewichtsreduktion, ausgeglichene Kost, orale Antidiabetika, selten Insulin

Antwort 19

Mindestens 20 % der Frauen und 10 % der Männer haben im Alter von über 65 Jahren eine **asymptomatische Bakteriurie.**

Eine Behandlung ist außer bei Vorliegen einer obstruktiven Harnwegserkrankung nicht notwendig.

2 Endokrinologie

1 Nennen Sie die Symptome der Hypoglykämie.

Gewusst?   ☺ ☐ ☺ ☐ ☹ ☐

---

2 Wie unterscheiden Sie endogene und exogene
Hyperinsulinämie?

Gewusst?   ☺ ☐ ☺ ☐ ☹ ☐

Antwort 1

Die Symptome der **Hypoglykämie** können in 2 Kategorien eingeteilt werden: adrenerge (aufgrund der übermäßigen Sekretion von Epinephrin) und neuroglukopenische Symptome (aufgrund der zerebralen Störung). Patienten mit Diabetes mellitus entwickeln Symptome der Hypoglykämie bei einem Blutglukosespiegel unter 50–60 mg/dl, die Schwere der Symptome variiert jedoch. Im Übrigen können die Blutglukosespiegel bis 50 mg/dl bei nüchternen Personen (insbesondere bei Frauen) ohne Diabetes mellitus evtl. asymptomatisch bleiben.

Tab. 2.1: Symptome der Hypoglykämie

Adrenerg	Schweißausbruch, Tachykardie, Tremor, Angst, Hunger
Neuroglukopenisch	Schwindel, Kopfschmerz, eingeschränkte Wahrnehmung, Verwirrung, Doppelbildersehen, Krämpfe, Koma

Antwort 2

Die Bestimmung von Insulin und C-Peptid ist für die Unterscheidung zwischen **endogener** und **exogener Hyperinsulinämie** hilfreich, da Insulin und dessen Spaltprodukt, das C-Peptid zu gleichen Teilen von den B-Zellen des Pankreas abgesondert werden.

Spritzt ein Patient exogenes Insulin, steigt der Insulinspiegel und der C-Peptid Spiegel fällt. Bei Patienten, die Sulfonylharnstoff (Suizidabsicht) eingenommen haben, sind beide Werte erhöht, da das Medikament die Freisetzung von endogenem Insulin und C-Peptid stimuliert. Der Sulfonylharnstoff-Blutspiegel kann die medikamentös induzierte Hypoglykämie ausschließen bzw. bestätigen.

3 Was ist HbA$_{1c}$?

Welche Rolle spielt HbA$_{1c}$ bei der Diagnosestellung des Diabetes mellitus?

Gewusst?　　　　　　　　　☺ ☐ ☺ ☐ ☹ ☐

---

4 Definieren Sie metabolisches Syndrom (Wohlstandssyndrom) und nennen Sie entsprechende Befunde und Symptome.

Gewusst?　　　　　　　　　☺ ☐ ☺ ☐ ☹ ☐

Antwort 3

HbA$_{1c}$ ist glykosiliertes Hämoglobin.

HbA$_{1c}$ wird nicht direkt zur Diagnosestellung herangezogen. Es dient der Kontrolle der Blutzuckerstoffwechsellage der letzten 8–12 Wochen bei einem Patienten mit Diabetes mellitus.

Antwort 4

Definition: Das **metabolische Syndrom** bezeichnet bestimmte Befunde und Symptome, die mit einem erhöhten Risiko für kardiovaskuläre Erkrankungen einhergehen.

Symptome:
- Prä- oder Diabetes (Hyperinsulinämie)
- stammbetonte Adipositas
- essentielle Hypertonie
- Arteriosklerose
- polyzystisches Ovarialsyndrom
- Dyslipoproteinämie (Triglyceride↑, LDL-Cholesterin↑, HDL-Cholesterin↓, Apolipoprotein B↑)
- gestörte Gerinnung (gestörte Fibrinolyse).

Diagnostik (3 oder mehr der folgenden Kriterien):
- stammbetonte Adipositas (Bauchumfang: Männer > 102 cm, Frauen > 88 cm)
- Hypertriglyceridämie ($\geq$ 15 mg/l)
- niedriges HDL-Cholesterin (Männer < 40 mg/dl, Frauen < 50 mg/dl)
- essentielle Hypertonie ($\geq$ 130/85 mmHg)
- Hyperglykämie (nüchtern $\geq$ 110 mg/dl).

5 Welche Richtlinien werden für das Screening
der diabetischen Nephropathie empfohlen?

Welche Richtlinien werden für das Screening der diabetischen Retinopathie empfohlen?

Gewusst?   ☺ ☐ ☺ ☐ ☹ ☐

---

6 Nennen Sie die häufigsten endokrinen Tumore des Pankreas
und beschreiben Sie kurz die entsprechende Klinik.

Gewusst?   ☺ ☐ ☺ ☐ ☹ ☐

Antwort 5

Es wird ein jährlicher Test auf Mikroalbuminurie empfohlen. Diese besteht bei 30–299 µg Albumin/mg Kreatinin und muss durch wiederholte Tests bestätigt werden. Eine klinische Albuminurie liegt bei einem Wert von ≥ 300µg Albumin/mg Kreatinin vor. Das Screening wird bei Patienten mit Diabetes mellitus Typ I mehr als 5 Jahre nach Diagnosestellung, bei Patienten mit Typ II sofort nach Diagnosestellung jährlich durchgeführt.

Patienten mit Diabetes mellitus Typ I erhalten 3–5 Jahre nach Diagnosestellung eine gründliche Augenuntersuchung bei weit gestellter Pupille. Patienten mit Typ II erhalten die Untersuchung sofort nach Diagnosestellung. Anschließend werden beide Patientengruppen jährlich untersucht.

Antwort 6

Tab. 2.2: Endokrine Tumore des Pankreas

Tumor	Sezerniertes Hormon	Klinik
Insulinom	Insulin	Hypoglykämie
Gastrinom	Gastrin	Zollinger-Ellison-Syndrom, assoziiert mit übermäßiger Magensäureproduktion und peptischem Ulkus
Glukagonom	Glukagon	Diabetes mellitus, Gewichtsverlust, Anämie, nekrotisierendes wanderndes Exanthem
Somatostatinom	Somatostatin	Pathologische Glukosetoleranz, Gewichtsverlust, gastrale Hypochlorhydrie, Steatorrhö, Gallensteine
VIPom	Vasoaktives intestinales Polypeptid	Wässrige Durchfälle, Hypokaliämie, Achlorhydrie
PPom	Pankreatisches Polypeptid allein oder mit anderen pankreatischen Peptiden	Wässrige Durchfälle

7 Nennen Sie 6 wichtige Hormone aus dem Hypophysen-vorderlappen.

Wie wird deren Sekretion reguliert?

Gewusst? ☺ ☐ ☺ ☐ ☹ ☐

---

8 Das Prolaktinom ist der häufigste endokrin-aktive Hypophysentumor. Beschreiben Sie die Klinik.

Gewusst? ☺ ☐ ☺ ☐ ☹ ☐

Antwort 7

Hormone des Hypophysenvorderlappens:
- Somatotropin (GH = growth hormone)
- Prolaktin
- Kortikotropin (ACTH)
- Thyreotropin (TSH = thyroid-stimulating hormone)
- luteinisierendes Hormon (LH)
- follikel-stimulierendes Hormon (FSH).

Diese Hormone werden durch einen positiven bzw. negativen Feedback-Mechanismus reguliert. Die meisten Hormone werden durch Hormone des Hypothalamus stimuliert und vom Zielorgan aus inhibiert. Die einzige Ausnahme ist Prolaktin, welches unter der inhibitorischen Kontrolle von Dopamin aus dem Hypothalamus steht.

Antwort 8

Das klinische Bild der **Hyperprolaktinämie** hängt von Alter, Geschlecht, Krankheitsdauer und Tumorgröße ab. Ein Hypogonadismus ist häufig und auf die Hemmung der Gonadotropinsekretion zurückzuführen, wodurch die Hypophysen-Gonaden-Achse beeinträchtigt wird. Männer und Frauen nach der Menopause werden meist erst im fortgeschrittenen Stadium diagnostiziert.

- Galactorrhö bei Frauen im gebärfähigen Alter
- Amenorrhö bei Frauen im gebärfähigen Alter
- Unfruchtbarkeit
- Hirsutismus
- Gynäkomastie und erektile Dysfunktion bei Männern
- Wachstumsstillstand/verzögerte Pubertät
- Zeichen der Raumforderung (Gesichtsfelddefekte, Kopfschmerzen) im fortgeschrittenen Stadium
- Osteopenie.

9 Nennen Sie Differentialdiagnosen der Hyperprolaktinämie.

Gewusst?   ☺ ☐ ☺ ☐ ☹ ☐

---

10 Nennen Sie Ursachen einer Hypophysenvorderlappen-insuffizienz (Hypopituitarismus).

Gewusst?   ☺ ☐ ☺ ☐ ☹ ☐

Antwort 9

- Schwangerschaft, Stillen (physiologische Erhöhung des Prolaktin)
- Medikamente (Dopaminantagonisten, Neuroleptika, Antidepressiva, Verapamil, Cimetidin)
- primäre Hypothyreose
- Hypophysentumore (Prolaktinom)
- MEN-I-Syndrom
- Leberzirrhose
- Traumen der Brustwand
- ektope Produktion (Ovarialtumore)
- chronische Niereninsuffizienz
- idiopathisch.

Antwort 10

Bei der **Hypophysenvorderlappeninsuffizienz** fällt entweder nur ein Hormon (partielle Insuffizienz) oder der komplette Hypophysenvorderlappen (Panhypopituitarismus) aus.

Ursachen sind:
- Tumore (Hypophysenadenom, Kraniopharyngiom)
- iatrogene Ursachen (Chirurgie, Bestrahlung)
- infiltrative Erkrankungen (Hämochromatose, Lymphome, Sarkoidose, Histiozytose)
- Hypophyseninfarkt (Sheehan-Syndrom, Trauma)
- hypophysärer Apoplex
- genetische Erkrankungen (Transkriptionsfaktor-Mutationen)
- Syndrom der leeren Sella
- hypothalamische Dysfunktion (Bestrahlung, Trauma, Infektion)
- sonstige: Abszess, Infektion, Aneurysma.

11 Erklären Sie das Krankheitsbild des Diabetes insipidus.

Welche unterschiedlichen Formen gibt es?

Gewusst?   ☺ ☐ ☺ ☐ ☹ ☐

---

12 Nennen Sie die Hormone der Nebenniere und die dazu
gehörigen Krankheiten bei Über- und Unterfunktion.

Gewusst?   ☺ ☐ ☺ ☐ ☹ ☐

Antwort 11

Aufgrund von ADH-Mangel oder fehlendem Ansprechen der Nieren auf ADH besteht eine beschränkte Fähigkeit der Nieren, konzentrierten Harn zu produzieren. Große Mengen an verdünntem Urin werden ausgeschieden, was zu Hyperosmolalität und -natriämie führt.

Zentraler Diabetes insipidus: Entsteht durch mangelnde Sekretion von ADH aus dem HHL. Dieser kann eine partielle oder komplette Verlaufsform haben und wird meist durch Trauma oder Tumore des Hypothalamus oder der Hypophyse erworben.

Nephrogener (renalen) Diabetes insipidus: Entsteht durch eine Resistenz gegenüber ADH. Dieser kann ebenfalls durch Hyperkalziämie, Hypokaliämie erworben sein, medikamentös induziert (Lithium) oder genetisch bedingt sein.

Antwort 12

Tab. 2.3: Hormone der Nebennieren

Hormon	Synthese	Krankheiten
Kortisol	Aus Cholesterin in der Nebennierenrinde (Zona fasciculata, Zona reticularis)	• Überfunktion: Cushing-Syndrom • Unterfunktion: Nebennierenrindeninsuffizienz
Aldosteron	Aus Cholesterin in der NNR (Zona glomerulosa)	• Überfunktion: Hyperaldosteronismus • Unterfunktion: Nebennierenrindeninsuffizienz
Androgene	Aus Cholesterin in der NNR (Zona reticularis)	• Überfunktion: Hirsutismus/Virilisierung • Unterfunktion: keine eindeutige Erkrankung
Katecholamine (Noradrenalin, Adrenalin)	Im Nebennierenmark (NNM)	• Überfunktion: Phäochromozytom • Unterfunktion: Hypotonie

13 Beschreiben Sie das klinische Erscheinungsbild des Cushing-Syndroms.

Gewusst? ☺ ☐ ☺ ☐ ☹ ☐

---

14 Beschreiben Sie die Klinik des Phäochromozytoms. Was sind die 3 klassischen Symptome?

Gewusst? ☺ ☐ ☺ ☐ ☹ ☐

Antwort 13

- atrophische, trockene Haut (Pergamenthaut), Auftreten von Striae rubrae (Abdomen, Hüfte, Oberschenkel, Axilla), schlechte Wundheilung
- Gewichtszunahme oder Stammfettsucht
- Stiernacken, Vollmondgesicht (Umverteilung der Depotfette)
- Zyklusstörungen
- Virilismus
- Hirsutismus
- Diabetes oder Insulinresistenz
- Muskelschwäche
- Hypertonie
- erhöhte Infektanfälligkeit
- Osteoporose oder Osteopenie
- psychische Veränderungen (Depression, veränderte Stimmungslage, evtl. Psychose)
- hämatopoetisches System: Leuko-, Thrombo- und Erythrozyten erhöht, Eosinophile und Lymphozyten erniedrigt
- bei Kindern: Wachstumsstillstand.

Antwort 14

Die Symptome des **Phäochromozytoms** lassen sich auf einen Überschuss an Katecholaminen zurückführen.

Die klassische Trias besteht aus Kopfschmerzepisoden, Schwitzen und Tachykardie, weiter besteht häufig eine Hypertonie (evtl. paroxysmale Hypertonie). Außerdem Angst/psychische Störungen, Tremor, Blässe, Sehstörungen (Stauungspapille, Sehverschlechterung), Gewichtsverlust, Polyurie, Polydipsie, Hyperglykämie, dilatative Kardiomyopathie und Arrhythmien. Die meisten Patienten haben 2 Symptome der klassischen Trias. Besteht eine Hypertonie gemeinsam mit allen 3 klassischen Symptomen, sind Sensitivität und Spezifität für ein Phäochromozytom höher als 90%.

15 Was versteht man unter primärem Hyperaldosteronismus?

Nennen Sie Symptome und auffällige Laborparameter.

Wie stellen Sie die Diagnose?

Gewusst? ☺ ☐ ☺ ☐ ☹ ☐

---

16 Nennen Sie die Ursache der Akromegalie.

Beschreiben Sie das klinische Erscheinungsbild.

Gewusst? ☺ ☐ ☺ ☐ ☹ ☐

Antwort 15

Beim **primäremn Hyperaldosteronismus** handelt es sich um eine übermäßige Produktion von Aldosteron unabhängig vom Renin-Angiotensin-System. Er tritt bei ungefähr 0,5–2 % der Bevölkerung auf. Differentialdiagnostisch muss an folgende Krankheiten gedacht werden: Aldosteron-produzierende Adenome (65 %), einseitige oder zweiseitige Nebennierenhyperplasie, Dexamethason-supprimierbarer Hyperaldosteronismus.

Die Patienten stellen sich mit Hypertonie, Hypokaliämie (Schwäche, Muskelkrämpfe, Parästhesien, Kopfschmerz), Hypomagnesiämie und metabolischer Alkalose vor.

Alle Medikamente, die das Renin-Aldosteron-System beeinflussen (Antihypertensiva: Spironolakton, ACE- Inhibitoren und Diuretika), müssen abgesetzt werden. Es werden Aldosteron im Plasma und Reninaktivität gemessen. Ist der Quotient aus Plasmaaldosteronkonzentration (ng/l) und Plasmareninaktivität (ng/l) > 200–250, so ist dies ein sicherer Hinweis auf einen primären Hyperaldosteronismus.

Antwort 16

Die **Akromegalie** wird durch ein Wachstumshormon bildendes Hypophysenadenom verursacht.

Tritt der Tumor bei Kindern vor Abschluss des Längenwachstums (Epiphysenfugen noch nicht geschlossen) auf, so kommt es zum Gigantismus. Beim Erwachsenen zeigen sich Akro- und Viszeromegalie. Da sich die klinischen Veränderungen nur langsam einstellen (85 % Makroadenome), kommen die meisten Patienten spät mit bereits großen Tumoren zum Arzt. Sie zeigen eine Veränderung der Physiognomie (Vergröberung der Gesichtszüge), Vergrößerung von Händen, Füßen und Schädel, Vergrößerung der inneren Organe (Kardiomegalie mit kongestiver Herzinsuffizienz), Kopfschmerzen, Arthritis/Karpaltunnelsyndrom und obstruktives Schlafapnoe-Syndrom.

17 Wie stellen Sie die Diagnose Hyperthyreose?

Gewusst?   ☺ ☐ ☺ ☐ ☹ ☐

---

18 Was ist eine thyreotoxische Krise?

Beschreiben Sie die Klinik.

Wie therapieren Sie eine thyreotoxische Krise?

Gewusst?   ☺ ☐ ☺ ☐ ☹ ☐

Antwort 17

Diagnostik der **Hyperthyreose:** Anamnese, körperliche Untersuchung und Schilddrüsenfunktionstest: niedriger oder gar nicht messbarer TSH-Wert, hohes oder normales T4 und hohes oder normales T3. Normale Schilddrüsenhormonwerte bei einem niedrigen oder nicht messbaren TSH-Wert lassen eine Hyperthyreose mit subklinischem Verlauf vermuten. Einzige Ausnahme ist der Hypophysen-Patient. Bei Hypophysendysfunktion ist der TSH-Wert kein verlässlicher Indikator für eine Schilddrüsenüberfunktion. In diesem Fall wird eine Szintigraphie mit Radiojodnukleotiden I123 durchgeführt.

Antwort 18

Die **thyreotoxische Krise** ist eine dramatische, lebensbedrohliche Verschlimmerung der Hyperthyreose. Die Mortalität bei nicht Erkennen und Behandeln liegt bei 50 %. Die Diagnose wird klinisch gestellt.

Klinik:
- Tachykardie (> 150/min)
- Tachyarrhythmie
- Herzinsuffizienz
- Fieber
- gastrointestinale Beschwerden (Durchfälle, Erbrechen, Hepatitis, Ikterus)
- Bewusstseinsstörungen.

Therapie: Immer auf Intensivstation behandeln!
- Medikamente zur Hemmung der Schilddrüsenhormonsynthese und der peripheren Umwandlung von T4 zu T3: Thiamazol
- Betablocker (Propanolol)
- Jodid (Gastrograffin) zur Hemmung der Hormonausschüttung. Bei jodinduzierter Krise ist Jodid kontraindiziert, stattdessen Lithiumchlorid.
- Glukokortikoide: hemmen Umwandlung von T4 zu T3.

19 Nennen Sie Malignome der Schilddrüse.

Gewusst?   ☺ ☐ ☺ ☐ ☹ ☐

---

20 Wie wird die primäre Osteoporose eingeteilt?

Nennen Sie Ursachen für die sekundäre Osteoporose.

Gewusst?   ☺ ☐ ☺ ☐ ☹ ☐

Antwort 19

Epitheliale Schilddrüsenkarzinome:
- differenzierte Karzinome: papilläres Karzinom (50–60 %) und follikuläres Karzinom (20–30 %)
- undifferenzierte anaplastische Karzinome (5–10 %)
- medulläres (C-Zellen) Karzinom (5 %).

Sehr selten sind maligne Lymphome der Schilddrüse.

Antwort 20

Einteilung der primären Osteoporose (idiopathische Osteoporose):
- juvenile Osteoporose
- prämenopausale Osteoporose
- postmenopausale Osteoporose (Typ I)
- senile Osteoporose (Typ II).

Ursachen der sekundären Osteoporose:
- endokrinologische Ursachen: Diabetes mellitus, Hyperthyreose, Hypogonadismus, Cushing-Syndrom, Hyperparathyreoidismus, Osteomalazie
- gastrointestinale Ursachen: Magenresektion/Malabsorptionssyndrom (Kalzium- und Vitamin D-Mangel), Mangelernährung (Anorexia nervosa), Lebererkrankungen (Vitamin D-Mangel)
- neoplastische Erkrankungen: maligne Systemerkrankungen, Multiples Myelom
- Nierenerkrankungen
- Bindegewebserkrankungen
- Medikamente: Steroide, Schilddrüsenhormone, Antikonvulsiva, Heparin, Isoniazid, Schleifendiuretika, Cyclosporin A
- sonstige: Lebensstil z. B. schlechte Ernährung, Alkohol, Tabak, Immobilisation.

21 Nennen Sie Ursachen der Hypokalzämie.

Gewusst? ☺ ☐ ☺ ☐ ☹ ☐

---

22 Was ist die familiäre Hypercholesterinämie?

Gewusst? ☺ ☐ ☺ ☐ ☹ ☐

Antwort 21

Durch Hypoparathyreoidismus verursachte Hypokalzämie: Es kommt zum Mangel an Parathormon (PTH) kommen (z. B. nach chirurgischen Eingriffen, Autoimmunprozesse, angeborene Aplasie, nach Bestrahlung oder bei infiltrativen Erkrankungen) oder zur Resistenz der Wirkung von PTH (Antikörper gegen PTH, Pseudohypoparathyreoidimus).

Andere Ursachen der Hypokalzämie: Mangel an Vitamin D oder Resistenz (diätetisch bedingt, Mangel an Sonnenlicht, Leber- und Nierenerkrankungen), beschleunigte Knochenmineralisation (nach Parathyreoidektomie), Medikamente (Antikonvulsiva, Zytostatika) und akute Komplexbildung von Kalzium (Rhabdomyolyse, Tumorlyse, Pankreatitis, Phosphatinfusionen, Bluttransfusionen).

Antwort 22

Bei der autosomal dominant vererbten **Hypercholesterinämie,** die auf eine Mutation auf dem LDL-Rezeptor zurückzuführen ist, kommt es durch fehlerhafte LDL-Rezeptoren zu einem gestörten LDL-Katabolismus und somit zu erhöhten Cholesterinwerten. Die Häufigkeit heterozygoter Patienten liegt bei ca. 2‰, die homozygoter Patienten bei ca. 1 zu 1 Million. Diese Menschen haben ein sehr viel höheres Risiko an verfrühter Arteriosklerose zu erkranken und schon in jungen Jahren einen Herzinfarkt zu erleiden. Bei der körperlichen Untersuchung fallen Xanthelasmen, Sehnenxanthome (Cholesterinablagerungen) und ein Arcus lipoides auf. Ziel ist es, den LDL-Spiegel konsequent zu senken, um das Risiko für kardiovaskuläre Erkrankungen zu senken.

3 Infektionskrankheiten

1 Welche Erreger verursachen eine Sepsis nach Splenektomie?

Gewusst?   ☺ ☐ ☺ ☐ ☹ ☐

---

2 Beschreiben Sie das klinische Bild der Tetanusinfektion.

Gewusst?   ☺ ☐ ☺ ☐ ☹ ☐

Antwort 1

Die häufigsten Erreger einer Sepsis sind:
- Streptococcus pneumoniae (50 % d.F.)
- Neisseria meningitidis
- Haemophilus influenzae B
- Escherichia coli
- selten: Staphylococcus aureus und Capnocytophaga canimorsus.

Antwort 2

Generalisiert (häufigste Form der Erkrankung):
- Trismus
- Opisthotonus
- Dysphagie
- reflektorisch ausgelöste Spasmen der Muskulatur
- tonischer Krampf der Hals-, Rücken- und Bauchmuskeln.

Lokalisiert:
- tonischer Krampf der Muskelgruppe auf der Seite der Verletzung
- geht gelegentlich in die generalisierte Form über.

Kephaltetanus:
- tritt bei Verletzungen im Bereich des Kopfes oder Nacken auf
- Hirnnerven sind betroffen (meist N. facialis).
- schlechte Prognose.

3 Mit welchen Infektionen verbinden Sie den Keim Staphylococcus saprophyticus?

Gewusst?   ☺ ☐ ☺ ☐ ☹ ☐

---

4 Welche beiden Keime verursachen das toxische Schocksyndrom? Welche Symptome treten auf?

Gewusst?   ☺ ☐ ☺ ☐ ☹ ☐

Antwort 3

Das Bakterium **S. saprophyticus** ist meist der Erreger von Harnwegsinfektionen (HWI) bei sexuell-aktiven jungen Frauen. Es besteht eine Korrelation zwischen der Besiedelung der Vaginalschleimhaut mit S. saprophyticus und der Infektion. Die Symptome und Ergebnisse der Urinuntersuchung sind von den Infektionen durch E. coli nicht zu unterscheiden. 20 % der Harnwegsinfektionen bei Frauen im Alter von 16–35 Jahren werden von S. saprophyticus verursacht.

Antwort 4

Erreger des TSS (toxisches Schocksyndrom): Hauptverursacher sind Staphylococcus aureus und Streptococcus pyogenes.

Klinik:
- Fieber $\geq 38{,}9\,°C$
- feinfleckiges Exanthem (diffus oder palmar), das in der Heilungsphase an Händen und Füßen zur Schuppung führt
- Hypotonie: systolisch $< 90\,mmHg$ oder in Orthostase Abfall $>15\,mmHg$ oder Schwindel oder Synkope
- klinische Symptome oder auffällige Laborwerte in 3 oder mehr verschiedenen Organen: Schleimhaut, GI, Leber, ZNS, Niere, Muskulatur, kardiovaskuläres System
- Erregernachweis in Blutkultur oder Punktat.

5 **Welche Geschlechtskrankheiten verursachen genitale Ulzera mit regionaler Lymphknotenschwellung?**

Gewusst?   ☺ ☐ ☺ ☐ ☹ ☐

---

6 **Definieren Sie Fieber unklarer Genese.**

Nennen Sie Ursachen dafür.

Gewusst?   ☺ ☐ ☺ ☐ ☹ ☐

Antwort 5

Ursachen genitaler Ulzera
- Syphilis
- Ulkus molle
- Herpes genitales
- Lymphogranuloma venereum
- Granuloma inguinale (Donovaniosis).

Antwort 6

Fieber unklarer Genese

Definition:
- Krankheitsdauer > 3 Wochen: Dies schließt akute und sich selbst limitierende Krankheiten aus.
- dokumentiertes Fieber > 38 °C mehrfach gemessen
- unklare Diagnosen nach 2 Ambulanzbesuchen oder nach 3 Tagen stationärem Aufenthalt.

Ursachen:
- Infektion (generalisiert oder lokal)
- Krebs (hämatologische Erkrankungen und Tumore)
- rheumatologische Erkrankungen (rheumatoide Arthritis, Lupus erythematodes, Vaskulitiden)
- Medikamenten-induziertes Fieber
- Fettleberhepatitis (durch Alkohol)
- entzündliche Darmerkrankungen, M. Whipple
- rezidivierende Lungenembolien
- künstliches Fieber
- ohne Diagnose.

7 Wie viele Blutkulturen müssen bei V.a. Bakteriämie oder Endokarditis angelegt werden?

Gewusst?   ☺ ☐ ☺ ☐ ☹ ☐

---

8 Mit welchen Erkrankungen werden die verschiedenen Herpes-Viren assoziiert?

Gewusst?   ☺ ☐ ☺ ☐ ☹ ☐

Antwort 7

Eine Blutentnahme von 20–30 ml Blut zur Anlage einer Kultur (aufgeteilt auf 2 Flaschen, aerob und anaerob bzw. 2-mal aerob) identifiziert mit 91,5 % Wahrscheinlichkeit den pathogenen Keim. Die Anlage einer 2. Blutkultur bringt mit 99 % Wahrscheinlichkeit ein positives Ergebnis. Daher werden normalerweise 2 separate Blutkulturen verlangt.

Antwort 8

- **Herpes-simplex-Virus I und II:** Schleimhaut-Haut-Läsionen, Enzephalitis
- **Varizella-Zoster-Virus:** Windpocken, Herpes Zoster (Gürtelrose)
- **Zytomegalie-Virus:** Zytomegalie, hauptsächlich bei immunsupprimierten Patienten: Meningoenzephalitis, Hepatitis, Myokarditis, Pneumonitis, Ösophagitis, Kolitis und Retinitis
- Epstein-Barr-Virus: infektiöse Mononukleose, Burkitt-Lymphom, Nasopharynxkarzinome, EBV-assoziierte B-Zell-Lymphome
- **humanes Herpes-Virus-6:** Exanthema subitum (Dreitagefieber), und unspezifische fiebrige Erkrankungen bei kleinen Kindern, Mononukleose ähnliche Erkrankungen bei Erwachsenen, Fieberkrämpfe, Meningoenzephalitis und Enzephalitis, Hepatitis, opportunistische Infektionen bei immunsupprimierten Patienten; mögliche Assoziationen: chronisches Müdigkeitssyndrom, lymphoproliferative Erkrankungen, histiozytäre nekrotisierende Lymphadenitis
- **humanes Herpes-Virus-7:** evtl. Exanthema subitum ähnliche Erkrankung, Hepatitis , Enzephalitis
- **humanes Herpes-Virus-8:** Kaposi Sarkom, Castleman-Syndrom; mögliche Assoziation: primäre pulmonale Hypertonie
- **Herpes-B-Virus:** Myelitis und hämorrhagische Enzephalitis nach Bissen und Kratzverletzungen durch Primaten.

9 Nennen Sie die 6 klassischen Exantheme der Kindheit und deren Erreger.

Gewusst?   ☺ ☐ ☺ ☐ ☹ ☐

---

10 Nennen Sie die Erkrankungen durch Infektion mit dem Parvovirus B19.

Gewusst?   ☺ ☐ ☺ ☐ ☹ ☐

Antwort 9

Tab. 3.1: Die 6 klassischen Exantheme der Kindheit

Reihenfolge	Exanthem	Auslösender Erreger
1. Krankheit	Masern	Masern-Virus
2. Krankheit	Scharlach	Str. pyogenes
3. Krankheit	Röteln	Röteln-Virus
4. Krankheit	Filatow-Dukes-Krankheit (scharlach-artiges Exanthem)	Str. pyogenes
5. Krankheit	Erythema infectiosum (Ringelröteln)	Parvovirus B19
6. Krankheit	Exanthema subitum (Dreitagefieber)	Humanes Herpes-Virus 6

Antwort 10

Erkrankungen bei Infektion mit Parvovirus B19:
- Erythema infectiosum (Ringelröteln, „5. Krankheit")
- Gelenkerkrankungen (besonders bei Erwachsenen)
- transiente aplastische Krise (bei Patienten mit Sichelzell-anämie)
- reine Aplasie der roten Blutkörperchen (bei AIDS Patienten)
- Virus-assoziiertes Hämophagozytosesyndrom
- Hydrops fetalis.

4 Gastroenterologie

1 Nennen Sie 5 Formen der gastrointestinalen Blutung.

Gewusst?   ☺ ☐ 😐 ☐ ☹ ☐

---

2 Beschreiben Sie die Behandlung einer gastrointestinalen
Blutung bei einem hämodynamisch-instabilen Patienten.

Gewusst?   ☺ ☐ 😐 ☐ ☹ ☐

---

3 Wann benötigt ein Patient mit gastrointestinalen-Blutung
eine Bluttransfusion?

Gewusst?   ☺ ☐ 😐 ☐ ☹ ☐

Antwort 1

- Hämatemesis: Bluterbrechen, frisches, hellrotes oder kaffeesatzartiges Blut
- Melaena: Teerstuhl, rötlich-schwarz verfärbter Stuhl
- Hämatochezie: Blutstuhl, hellrotes Blut aus dem Rektum, vermischt mit Stuhl, blutige Diarrhö, Blutgerinnsel
- okkultes Blut im Stuhl: nur im Hämoccult®-Test nachweisbar
- Symptome: Synkope, Dyspnoe, Angina, Herzklopfen, Schock.

Antwort 2

Bei Zeichen einer akuten, lebensbedrohlichen **GI-Blutung** und einem instabilen Befinden des Patienten, muss sofort mit der Reanimation und der Suche nach der Blutungsquelle begonnen werden. Um nach Anzeichen einer oberen GI-Blutung zu suchen, wird eine Magensonde gelegt. Wird die Blutungsquelle gefunden, so muss die Stärke der Blutung dokumentiert werden. Lückenloses Monitoring der Vitalzeichen und der Urinausfuhr sind zwingend. Der Patient muss auf der Intensivstation behandelt werden. Außerdem müssen Herz, Lunge, Niere und ZNS überwacht werden, um Komplikationen frühzeitig zu erkennen.

Antwort 3

Ein Patient muss so schnell Blut transfundiert bekommen, wie er es verloren hat. Kommt ein Patient mit massiver Hämatochezie und ist hämodynamisch gefährdet, so sollte er so schnell wie möglich ein Erythrozytenkonzentrat verabreicht bekommen. Dagegen braucht ein Patient mit Eisenmangelanämie, positivem Hämoccult®-Test und stabilen Vitalzeichen keine Bluttransfusion. Sobald der Patient stabil ist, kann die Suche nach der Blutungsquelle erfolgen und die indizierte endoskopische Therapie durchgeführt werden.

4 Nennen Sie präsinusoidale, sinusoidale und postsinusoidale Ursachen für Ösophagusvarizen.

Gewusst? ☺ ☐ ☺ ☐ ☹ ☐

---

5 Beschreiben Sie das Budd-Chiari-Syndrom (Klinik, Ursachen).

Gewusst? ☺ ☐ ☺ ☐ ☹ ☐

Antwort 4

Ursachen von Ösophagusvarizen

Präsinusoidal:
- primär billiäre Zirrhose
- Pfortaderthrombose
- Milzvenenthrombose
- Schistosomiasis (Bilharziose)
- Kollagenosen
- Sarkoidose.

Sinusoidal:
- Leberzirrhose
- noduläre Hyperplasie
- idiopathische Erkrankungen.

Postsinusoidal:
- Herzinsuffizienz
- konstriktive Perikarditis
- Budd-Chiari-Syndrom (Lebervenenthrombose)
- Venenverschlusssyndrom.

Antwort 5

Bei diesem Krankheitsbild kommt es zum teilweisen oder kompletten Verschluss der Lebervenen. Die Patienten haben charakteristischerweise eine Hepatomegalie, einen Aszites und Oberbauchschmerzen. Ursachen sind myeloproliferative Erkrankungen (ca. 50 %), Tumore, Infektionen der Leber, orale Kontrazeptiva, Schwangerschaft, Kollagengefäßkrankheiten und Thrombosen.

6 Nennen Sie Unterschiede zwischen Hepatitis A, B und C.

Gewusst? ☺ ☐ ☺ ☐ ☹ ☐

---

7 Wie behandeln Sie Ihren Kollegen, der nicht gegen Hepatitis B geimpft ist, nach einer Nadelstichverletzung mit HBsAg-positivem Material?

Gewusst? ☺ ☐ ☺ ☐ ☹ ☐

Antwort 6

Hepatitis A: Diese wird fäkal-oral übertragen. Das Virus (HAV) verursacht eine kurz andauernde, gutartige, akute Hepatitis, die nicht in eine chronische Form übergehen kann. Die IgG-Antikörper (Anti-HAV) bleiben ein Leben lang positiv. Die akute Hepatitis A wird durch Nachweis von IgM-Antikörpern, Nachweis von HAV im Stuhl und Serokonversion (Anti-HAV negativ wird zu Anti-HAV positiv) diagnostiziert.

Hepatitis B: Diese wird parenteral, d. h. über Blut (Nadelstichverletzungen) oder andere Körperflüssigkeiten übertragen. Im Gegensatz zur Hepatitis A kann Hepatitis B chronisch werden und zur Leberzirrhose führen. Sie prädisponiert auch für ein hepatozelluläres Karzinom. Ansteckungsgefahr besteht, auch bei klinisch asymptomatischem Verlauf, wenn der Patient HBsAg-positiv ist.

Hepatitis C: Diese wird meist über Bluttransfusionen übertragen. Sie verursacht die meisten chronischen Erkrankungen unter den Hepatitiden und erhöht bei Erkrankung das Risiko eines hepatozellulären Karzinoms.

Antwort 7

Er sollte eine passive Immunisierung gegen Hepatitis B mit Hyperimmunglobulin 0,6 mg/kg KG am besten innerhalb von 6–12 h bzw. innerhalb von 7 Tagen nach Exposition bekommen. Weiter sollte er eine aktive Immunisierung mit den üblichen 3 Impfdosen (1. Dosis: 2 Wochen nach Exposition, folgende Dosen: nach 1 und 6 Monaten) erhalten.

8 **Was bedeutet fulminantes Leberversagen?**

Nennen Sie Ursachen dafür.

Gewusst?   ☺ ☐ ☺ ☐ ☹ ☐

---

9 **Was ist der M. Wilson?**

Gewusst?   ☺ ☐ ☺ ☐ ☹ ☐

Antwort 8

Fulminantes Leberversagen

Definition, Klinik, Therapie: Bei einer Person, die vorher keine Lebererkrankung hatte, kommt es zu einem akuten und fortschreitenden Ausfall der Leberfunktion. Die Mortalität beträgt unbehandelt ca. 80 %. Ein fulminantes Leberversagen beginnt gewöhnlich mit Unwohlsein, Appetitlosigkeit und subfebriler Temperatur mit daran anschließenden Symptomen der Leberinsuffizienz, wie Ikterus und Enzephalopathie. Die Todesursache ist meist entweder ein Hirnödem oder eine Sepsis. Entscheidende Therapie ist die Lebertransplantation.

Ursachen:

- Virushepatitiden A, B, C, D, E
- Medikamente/Drogen: Paracetamol, Antituberkulostatika, Troglitazon, Ecstasy
- pflanzliche Medikamente: Beinwell, Jin bu huan
- Gifte: Knollenblätterpilz (Amanita phalloides), Trichlorethylen, Tetrachlorkohlenstoff
- vaskuläre Ursachen: Budd-Chiari-Syndrom, veno- okklusive Erkrankungen, Ischämie oder Hypoxie, Hitzschlag
- sonstige: M. Wilson, akute Schwangerschaftsfettleber, Reye-Syndrom.

Antwort 9

Der M. Wilson ist eine autosomal-rezessiv vererbte Krankheit, charakterisiert durch eine pathologische Speicherung von Kupfer in Leber und Gehirn. Verursacht wird der durch Dysfunktion oder Fehlen des Wilson-Gens. Folgen sind die verminderte Synthese von Koeruloplasmin und die verminderte biliäre Kupferausscheidung.

10 Nennen Sie 6 bekannte Vitamine und Spurenelemente und die entsprechende Mangelkrankheit.

Gewusst?　☺ ☐ ☺ ☐ ☹ ☐

---

11 Ein älterer Herr stellt sich mit einer Störung der Tiefensensibilität und einem merklich erniedrigten Vitamin B12 vor. Die körperliche Untersuchung zeigt eine Laparotomienarbe. Welche 2 Operationen könnten einen Vitamin-B12-Mangel nach sich ziehen? Warum?

Wie wird ein Vitamin-B12-Mangel behandelt?

Gewusst?　☺ ☐ ☺ ☐ ☹ ☐

---

12 Unter welchen Bedingungen sind die Transaminasen sehr erhöht (> 1.000)?

Gewusst?　☺ ☐ ☺ ☐ ☹ ☐

Antwort 10

Tab. 4.1: Mangelkrankheiten

Vitamin/Spurenelement	Mangelkrankheit
Thiamin (Vitamin B1)	Beri-Beri, Herzinsuffizienz, Tachykardie, Muskelschwäche
Retinol (Vitamin A)	Xerophthalmie, Hyperkeratose, Nachtblindheit
Tocopherol (Vitamin E)	zerebelläre Ataxie, Areflexie
Niacin (Nikotinsäure)	Pellagra, Glossitis
Zink	vermindertes Geschmacksempfinden, Akrodermatitis
Chrom	Glukoseintoleranz

Antwort 11

Ursachen eines Vitamin-B12-Mangels:
- Gastrektomie: Für die Resorption von Vitamin B12 ist der Intrinsic-Faktor notwendig, der in den Belegzellen des Magens gebildet wird und mit Vitamin B12 (Extrinsic-Faktor) einen wasserlöslichen Komplex bildet. Im unteren Ileum wird dieser Komplex resorbiert. Nach Entfernung des Magens kann kein Intrinsic-Faktor mehr gebildet werden und somit kein Vitamin B12 mehr aufgenommen werden.
- Resektion des terminalen Ileums: Eine Resorption von Vitamin B12 ist nicht mehr möglich, wenn mehr als 100 cm des Ileums entfernt wurden.

Behandlung: Vitamin B12 wird parenteral substituiert (intramuskuläre Verabreichung).

Antwort 12

Transaminasen sehr hoch bei:
- Ischämie
- Virushepatitis
- Medikamenten-/Drogen-induzierte Hepatitis.

13 Wann sollte mit der Vorsorgeuntersuchung zur Früherkennung des kolorektalen Karzinoms begonnen werden?

Welche Methoden kennen Sie?

Gewusst?   ☺ ☐ ☺ ☐ ☹ ☐

---

14 Welche Bedeutung haben Adenome?

Welche Faktoren erhöhen die Wahrscheinlichkeit, dass ein Polyp maligne entartet?

Gewusst?   ☺ ☐ ☺ ☐ ☹ ☐

---

15 Was ist der α_1-Antitrypsinmangel?

Gewusst?   ☺ ☐ ☺ ☐ ☹ ☐

Antwort 13

Asymptomatische Personen, die keiner Risikogruppe angehören, sollten ab dem 50. Lebensjahr zur Vorsorgeuntersuchung gehen. 1-mal jährlich: rektal-digitale Untersuchung und Stuhluntersuchung auf okkultes Blut. Alternativ dazu kann der Patient auch 3 Stuhlproben abgeben. Ist der Test positiv, muss das gesamte Kolon untersucht werden. Man führt einen Bariumkontrasteinlauf, eine Sigmoidoskopie oder eine Koloskopie mit Biopsien von auffälligen Läsionen durch.

Antwort 14

Adenome sind neoplastische Kolonpolypen, die erst zu Symptomen führen, wenn sie groß gewachsen sind. Sie werden meist zufällig bei der Koloskopie oder einem Bariumkontrasteinlauf entdeckt. Ihre Bedeutung hängt mit dem malignen Potential zusammen; beinahe alle Kolonkarzinome entstehen aus Adenomen. Etwa 75 % sind tubuläre Adenome, 15 % tubulovillöse, der Rest villöse Adenome.

Villöse Adenome sind maligner als tubuläre Adenome. Andere Faktoren beziehen sich auf: Tumorgröße > 1 cm, Differenzierungsgrad der Zellen, Anzahl der Adenome.

Antwort 15

Der α_1-Antitrypsinmangel ist eine autosomal-rezessiv vererbte Erkrankung mit Defekt auf dem q-Arm von Chromosom 14. Die Krankheit ist charakterisiert durch Leberbeteiligung, Lungenemphysem, Pannikulitis und arterielle Aneurysmen.

16 Welche Erkrankungen werden mit Helicobacter-pylori-Infektionen assoziiert?

Gewusst?   ☺ ☐ ☺ ☐ ☹ ☐

---

17 Wie unterscheiden sich M. Crohn und Colitis ulcerosa?

Gewusst?   ☺ ☐ ☺ ☐ ☹ ☐

Antwort 16

- gastroduodenale Ulkuskrankheit (Duodenum eher als Magen)
- chronische Gastritis
- MALT-Lymphom (Maltom)
- Magenkarzinom.

Antwort 17

Tab. 4.2: Unterschiede zwischen M. Crohn und Colitis ulcerosa

	M. Crohn	Colitis ulcerosa
Symptome	Abdominalschmerzen, Durchfälle meist ohne Blut	Blutig-schleimige Durch-fälle, Bauchkrämpfe
Lokalisation	Gesamter GI-Trakt von Mund bis Anus	Auf Kolon beschränkt
Ausbreitung	Diskontinuierlich von proximal nach distal	Kontinuierlich von distal nach proximal
Histologie	Transmurale Entzündung, Epitheloidzellgranulome, scharf begrenzte Ulzerationen	Entzündung der Mukosa/ Submukosa, Kryptenab-szesse, Becherzellverlust
Radiologie	tiefe Ulzerationen, Pflasterstein-relief, Fisteln, Darmstenosen	Haustrenschwund („Fahrradschlauch")
Komplikationen	Stenosen, Fisteln, Abszesse, Nierensteine, Gallensteine, Vitamin-B12-Mangel	Toxisches Megakolon, Blutungen, Kolon Ca

18 Welches sind die 4 pathophysiologischen Mechanismen der Diarrhö?

Gewusst?   ☺ ☐ ☺ ☐ ☹ ☐

---

19 Bei welchen Erkrankungen punktiert man aus dem Aszites Transsudat bzw. Exsudat?

Gewusst?   ☺ ☐ ☺ ☐ ☹ ☐

Antwort 18

Mechanismen der Diarrhö:

- osmotisch: Eine osmotisch-aktive Substanz im Darmlumen kann nicht absorbiert werden und zieht folglich Flüssigkeit ins Darmlumen.
- exsudativ: Resorption und Sekretion von Ionen durch die Darmschleimhaut sind gestört, verursacht durch Infektionen, Nahrungsmittelallergien, Zöliakie, entzündliche Darmerkrankungen, graft versus host.
- sekretorisch: Elektrolyt- und Wassersekretion durch Enterotoxine (E.coli, Vibrio cholerae), hormonelle Ursachen (z. B. Vipom), Gallensäuren, langkettige Fettsäuren
- Motilitätsstörungen: postoperativ, Reizdarmsyndrom.

Antwort 19

Erkrankungen mit Transsudatbildung:

- Leberzirrhose
- kongestive Herzinsuffizienz
- Pericarditis constrictiva
- Obstruktion der Vena cava inferior
- Hypoalbuminämie
- Meigs-Syndrom
- Myxödem
- fulminantes Leberversagen
- nephrotisches Syndrom.

Erkrankungen mit Exsudatbildung:

- Peritonealkarzinose
- pankreatogener Aszites
- Tuberkulose
- Ileus
- Angina abdominalis
- Bindegewebserkrankung.

20 Was ist ein Barrett-Syndrom? Welche klinische Bedeutung hat es?

Gewusst?   ☺ ☐ ☺ ☐ ☹ ☐

---

21 Definieren Sie Achalasie. Wie wird die Diagnose gestellt?

Gewusst?   ☺ ☐ ☺ ☐ ☹ ☐

Antwort 20

Barrett-Syndrom

Definition: Ein Barrett-Ösophagus entwickelt sich bei Patienten mit einer länger bestehenden Refluxösophagitis. Es handelt sich um eine Zylinderzellmetaplasie. Im terminalen Ösophagus wird das Platten-(Epithel des Ösophagus) in Zylinderepithel umgewandelt. Dieses ähnelt bei vielen Patienten der Darmschleimhaut mit ihren Becherzellen.

Klinische Bedeutung: Der Barrett-Ösophagus ist eine Präkanzerose. Es besteht ein erhöhtes Risiko für die Entwicklung eines Adenokarzinoms aus der Barrett-Dysplasie. Die aktuelle Inzidenz ist unbekannt, liegt aber im Mittel bei 10 %. Gegenwärtig handelt es sich bei einem Adenokarzinom, das aus einer Zylinderepitheldysplasie entsteht, um den am schnellsten wachsenden Tumor im GI-Trakt der weißen Bevölkerung Amerikas.

Antwort 21

Achalasie

Definition: Bei der Achalasie handelt es sich um eine neuromuskuläre Störung der Speiseröhre. Männer und Frauen im Alter von 25–60 Jahren erkranken gleich häufig. Zu den Symptomen zählen Dysphagie (feste und flüssige Nahrungsmittel), Regurgitation von unverdauten Speisen, Sodbrennen und retrosternale Schmerzen.

Diagnose: Diagnostiziert wird mittels Manometrie des Ösophagus:

- Fehlen peristaltischer Kontraktionen
- fehlende Erschlaffung des UÖS beim Schlucken
- erhöhter Ruhedruck des UÖS.

22 Welche Erkrankungen beeinflussen die Fettverdauung?

Gewusst?   ☺ ☐ ☺ ☐ ☹ ☐

---

23 Nennen Sie die verschiedenen Gallensteinarten.

Gewusst?   ☺ ☐ ☺ ☐ ☹ ☐

Antwort 22

Ursachen mangelnder Fettverdauung:

- chronische Pankreatitis
- zystische Fibrose
- Pankreaskarzinom
- Postgastrektomie-Syndrom
- Gallengangsobstruktion
- Resektion oder Erkrankung des terminalen Ileus
- cholestatische Lebererkrankungen
- Erkrankungen des Dünndarms (M. Whipple, Zöliakie, eosinophile Gastroenteritis)
- lymphatische Erkrankungen (Abetalipoproteinämie, intestinale Lymphangiektasie, Lymphome, tuberkulöse Lymphadenitis)
- bakterielle Überwucherung des Dünndarms (Inaktivierung von Gallensalzen).

Antwort 23

Gallensteinarten:

- Cholesterinsteine: 70–80 % der Steine in der westlichen Welt; es gilt die 5 x F-Regel: female, fair, fat, forty, fecund
- Bilirubin-(Pigment-)Steine (20–30 %)
- schwarze Pigmentkalksteine: Leberzirrhose, chronisch hämolytische Syndrome
- braune Kalziumsalze: entstehen de novo in den Gallengängen, assoziiert mit Infektionen des Gallengangsystems.

5 Onkologie

1 Nennen Sie allgemeine Ursachen für Krebserkrankungen.

Gewusst?   ☺ ☐ 😐 ☐ ☹ ☐

---

2 Fassen Sie die unerwünschten Nebenwirkungen
der Chemotherapie zusammen.

Gewusst?   ☺ ☐ 😐 ☐ ☹ ☐

Antwort 1

Ursachen von Krebserkrankungen:
- sozialer Status
- Tabak, Alkohol
- berufliche Exposition: Arsen, Benzol, CCl4, Chrom, Verbrennungsprodukte (Abgase), polyzyklische Kohlenwasserstoffe
- ionisierende Strahlung: UV-B (Sonne), Bergbau, andere
- Nahrungsstoffe: Aflatoxin B, fettreiche Ernährung, Nitrate/Nitrite (werden endogen zu Nitrosaminen), geräucherte Nahrung, wenig Obst und Gemüse
- Fremdkörperreaktionen: z.B. Asbestfasern
- chronische Entzündungen: z.B. Colitis ulcerosa
- Krankheitserreger: z.B. Epstein-Barr-Virus, Hepatitis-Virus B und C, humanes Papillomavirus, Helicobacter pylori, humanes T-lymphotropes Virus
- iatrogen: z.B. Chemotherapeutika, Östrogene, Thoratrast.

Antwort 2

Nebenwirkungen der Chemotherapie:
Die häufigsten unmittelbaren Nebenwirkungen sind Übelkeit und Erbrechen, die bei jedem Medikament in Auftreten und Stärke variieren. Manche Medikamente, wie Cisplatin, sind sehr emetogen, Fludarabin hingegen weniger. Viele Chemotherapeutika verursachen eine Knochenmarksdepression. Leukopenien prädisponieren zu akuten und ernsten Infektionen; Thrombozytopenien verursachen Blutungen; eine Anämie kann die Symptome anderer Probleme, wie COPD und Herz-Kreislauferkrankungen, verschlechtern.

3 **Wie werden Tumormarker eingesetzt?**

Gewusst? ☺ □ ☺ □ ☹ □

---

4 **Unterscheiden Sie zwischen neoadjuvanter und adjuvanter Therapie.**

Gewusst? ☺ □ ☺ □ ☹ □

---

5 **Was ist das Tumorlysesyndrom?**

Gewusst? ☺ □ ☺ □ ☹ □

Antwort 3

Einige **Tumormarker** wie prostataspezifisches Antigen (PSA) oder α_1-Fetoprotein (AFP) sind hoch sensitiv, hoch spezifisch und haben einen hohen prognostischen Wert. Andere wie Laktat-Dehydrogenase (LDH) oder karzinoembryonales Antigen (CEA) sind nicht spezifisch und können aufgrund vieler Ursachen, neben malignen Tumoren, erhöht sein. Die wichtigste Verwendung finden sie in der Verlaufskontrolle der Therapie und in der Nachsorge, um ein Rezidiv frühzeitig zu erfassen.

Antwort 4

Die **neoadjuvante** Therapie ist eine Chemotherapie oder Hormontherapie, die vor der Operation oder Bestrahlung durchgeführt wird. Ziel ist es, den Tumor vor der entsprechenden Behandlung zu verkleinern, um so die Heilungschance zu erhöhen. Sie wird meist bei sehr großen und mit dem anliegenden Gewebe sehr verwachsenen Tumoren angewandt. Bei der **adjuvanten** Therapie dagegen, wurde der Tumor bereits operativ entfernt und um Mikrometastasen auszurotten und um Rezidive zu verhindern, wird nun eine Chemotherapie oder Bestrahlung durchgeführt.

Antwort 5

Tumorlysesyndrom: Wenn schnell wachsende Tumore effektiv mit einer Chemotherapie behandelt werden, gelangen große Mengen an lysierten Zellen in den Blutstrom. Dies kann zu einer Hyperkaliämie, Hyperurikämie, Hyperphosphatämie und Hypokalzämie führen. Die Hyperurikämie kann ein Nierenversagen verursachen. Diese Komplikation wird Stunden bis Tage nach der Chemotherapie von akuten Leukämien, Burkitt-Lymphomen und anderen schnell proliferierenden Lymphomen beobachtet. Das Tumorlysesyndrom wird höchst selten bei soliden Tumoren beobachtet, allerdings wurde es beim kleinzelligen Bronchialkarzinom beschrieben.

6 Nennen Sie Gründe für eine Anämie bei Tumorpatienten.

Gewusst?   ☺ ☐ ☺ ☐ ☹ ☐

---

7 Welche Tumore bereiten Lungenmetastasen?

Gewusst?   ☺ ☐ ☺ ☐ ☹ ☐

---

8 Beschreiben Sie die Symptomatik von Hirnmetastasen.

Gewusst?   ☺ ☐ ☺ ☐ ☹ ☐

Antwort 6

Die **Anämie bei Tumorpatienten** ist meist multifaktoriell. Sie kann durch Blutverlust aufgrund eines blutenden Tumors oder aufgrund einer Gastritis, die durch die Gabe von NSAR verursacht wurde entstehen. Weitere Gründe: Hämolyse (infolge von Antikörpern, die im Zusammenhang mit dem Tumor stehen), disseminierte intravasale Gerinnung, Sepsis oder paraneoplastisches Syndrom. Die Tumoranämie ist oft auch Folge einer Chemotherapie, die zur Knochenmarksdepression führt oder eines Befalls des Knochenmarks durch den Tumor selbst.

Antwort 7

Die meisten Tumore können in die Lunge metastasieren. Daher gilt: Je häufiger der Tumor, umso häufiger werden Lungenmetastasen gefunden (z. B. Mamma Ca). Obwohl Tumore des GI-Traktes in die Lunge metastasieren können, tendieren sie mehr zu lokalen und Leber-Metastasen. Tumore, wie Sarkome, Nierenzellkarzinome und Kolonkarzinome, die über die Blutbahn Tumorzellen streuen, erzeugen Lungenmetastasen. Tumore, die sich über den Lymphweg ausbreiten, wie Mamma-, Pankreas-, Magen- und Leberkarzinome, zeigen oft ein typisches Muster der lymphatischen Ausbreitung.

Antwort 8

50% der Patienten mit **Hirnmetastasen** leiden unter Kopfschmerzen. Typischerweise kommt der Schmerz früh morgens, verschwindet oder verbessert sich beim Aufstehen und kann mit Übelkeit und/oder schwallartigem Erbrechen verbunden sein. Andere Symptome umfassen fokale Herdzeichen wie einseitige Schwäche, Taubheitsgefühl, Krampfanfälle oder Hirnnerven-Läsionen. Zu den nicht fokalen Veränderungen zählen Bewusstseinsveränderungen und Ataxie.

9 Beschreiben Sie die Klinik des Ösophaguskarzinoms.

Gewusst?   ☺ ☐ ☺ ☐ ☹ ☐

---

10 Wie wird das Ösophaguskarzinom behandelt?

Gewusst?   ☺ ☐ ☺ ☐ ☹ ☐

Antwort 9

Klinik des Ösophaguskarzinoms:
- Dysphagie: zuerst nur bei festen, dann auch bei flüssigen Nahrungsmitteln
- Gewichtsverlust
- Regurgitation
- okkulte GI-Blutung
- Aspirationspneumonie
- Husten
- Fieber
- Erstickungsanfälle
- Heiserkeit
- Schmerzen in der Brust beim Schlucken
- Reflux (GERD = gastro-oesophageal reflux disease).

Antwort 10

Therapie des Ösophaguskarzinoms: Die einzige kurative Behandlungsmethode ist die radikale Operation. Allerdings sind weniger als 50 % der Patienten bei Diagnosestellung operabel, und von diesen haben nur die Hälfte bis zwei Drittel resektive Tumore. Nicht operable Patienten erhalten eine Chemotherapie oder bei sehr schlechtem Allgemeinzustand eine palliative Therapie. Es gibt Hinweise, dass die Lebenserwartung bei Patienten mit Adenokarzinom des Ösophagus höher ist, wenn sie präoperativ eine Chemo- und Radiotherapie erhalten haben. Aktuell wird erforscht, ob das Ergebnis der Chemoradiotherapie gleichwertig zur Operation ist.

11 Nennen Sie Symptome des Magenkarzinoms zum Zeitpunkt der Diagnosestellung.

Gewusst?   ☺ □ ☺ □ ☹ □

---

12 Nennen Sie Risikofaktoren des Pankreaskarzinoms.

Gewusst?   ☺ □ ☺ □ ☹ □

Antwort 11

**Symptome des Magenkarzinoms
(in Klammern Angabe der Häufigkeit):**
- Gewichtsverlust (61,6 %)
- Druckgefühl im Oberbauch (51,6 %)
- Übelkeit (34,3 %)
- Appetitlosigkeit (32,0 %)
- Dysphagie (26,1 %)
- Melaena (20,2 %)
- schnelles Sättigungsgefühl (17,5 %)
- Schmerzen wie bei Ulzera (17,1 %)
- Ödeme der unteren Extremität (5,9 %).

Antwort 12

Risikofaktoren des Pankreaskarzinoms:
- Rauchen (2–3-mal höheres Risiko)
- fette, kalorien- und proteinreiche Nahrung
- wenig Obst und Gemüse
- Diabetes mellitus
- chronische Pankreatitis
- Operation eines peptischen Ulcus
- berufliche Exposition: 2-Naphthylamin und Petroleum Produkte, DDT.

13 Was ist der größte Risikofaktor für ein hepatozelluläres Karzinom?

Welche Risikofaktoren spielen sonst noch eine Rolle?

Gewusst? ☺ ☐ ☺ ☐ ☹ ☐

---

14 Welche Lebensgewohnheiten tragen zur Entstehung eines kolorektalen Karzinoms bei?

Gewusst? ☺ ☐ ☺ ☐ ☹ ☐

Antwort 13

Risikofaktoren eines hepatozellulären Karzinoms: Eine bestehende Leberzirrhose scheint der Hauptrisikofaktor zu sein. Bei 85 % der Patienten wird eine makronoduläre Zirrhose gefunden. In den USA spielt Alkohol bei der Entstehung der Zirrhose eine wichtige Rolle. Chronische Infektionen durch Hepatitis-Virus B und C sind die wichtigsten Krankheitserreger für die Entstehung des hepatozellulären Karzinoms weltweit.

Ausführliche Studien über Aflatoxine in der Nahrung in Afrika weisen auf einen quantitativen Zusammenhang zwischen dem durchschnittlichen Gehalt an Aflatoxin in der Nahrung und der Inzidenz eines hepatozellulären Karzinoms hin. Andere Ursachen können sein: andere hepatotrope Viren, Chemikalien, Mykotoxine und Parasiten. Die jeweilige Bedeutung dieser Faktoren scheint unter der Bevölkerung zu variieren.

Antwort 14

Eine Unmenge an Daten belegt die Verbindung zwischen bestimmten Lebensgewohnheiten und dem **kolorektalen Karzinom:**
- Fettreiche Ernährung mit viel rotem Fleisch erhöht das Risiko.
- Frisches Obst und Gemüse senken das Risiko.
- Wenig körperliche Bewegung und Stammfettsucht erhöhen das Risiko.
- Regelmäßige Einnahme von NSAR, besonders Aspirin, kann das Risiko senken.

Obwohl schon viele epidemiologische Daten existieren, können auch bis jetzt noch unbekannte Faktoren eine signifikante Bedeutung bei der Tumorentstehung haben.

15 Was ist die familiäre adenomatöse Polyposis (FAP)?

Gewusst?   ☺ ☐ ☺ ☐ ☹ ☐

---

16 Nennen Sie die 3 klassischen Symptome des Nierenzell-karzinoms. Nennen Sie weitere Symptome und die Häufigkeit ihres Auftretens.

Gewusst?   ☺ ☐ ☺ ☐ ☹ ☐

Antwort 15

Bei der **familiären Adenomatosis coli** findet man tausende von Adenomen im gesamten Kolon. Unbehandelt, entwickelt sich bei allen Patienten ein Karzinom, üblicherweise schon vor dem 40. Lebensjahr. Das häufigere nicht-polypöse Kolonkarzinom-Syndrom befällt vorzugsweise den proximalen Teil des Kolons. Das mittlere Manifestationsalter liegt vor dem 50. Lebensjahr. Patienten mit entsprechender Familienanamnese sollten regelmäßig untersucht werden.

Antwort 16

Die 3 klassischen **Symptome des Nierenzellkarzinoms** sind Makrohämaturie, palpabler Tumor und Schmerzen. Alle 3 Symptome treten allerdings nur bei 9 % der Patienten auf. Eine Hämaturie tritt in 59 % d.F., ein palpabler Tumor in 45 % d.F. auf und unter Schmerzen leiden 41 % der Patienten.

Weitere Symptome:
- Gewichtsverlust (28 %)
- Anämie (21 %)
- Kalkablagerungen im Tumor auf dem Rö-Bild (13 %)
- Symptome durch Metastasen (10 %)
- Fieber (7 %)
- asymptomatisch bei Diagnosestellung (7 %)
- Hyperkalzämie (3 %)
- akute Varikozele (2 %).

17 Nennen Sie Ursachen des Lungenkarzinoms.

Gewusst?   ☺ ☐ ☺ ☐ ☹ ☐

---

18 Wie wird das kleinzellige Bronchialkarzinom (SCLC) behandelt?

Gewusst?   ☺ ☐ ☺ ☐ ☹ ☐

Antwort 17

Ursachen des Lungenkarzinoms:

- Zigarettenrauch verursacht 85 % der Tumore bei Männern. Bei Frauen hat der Lungentumor das Mamma Ca eingeholt und ist damit die häufigste Todesursache aufgrund eines Tumorleidens. Passivrauchen erhöht ebenfalls das Lungenkrebsrisiko, 25 % der Nichtraucher erkranken deshalb an Lungenkrebs.
- Radonexposition erhöht das Risiko, besonders bei Rauchern, die ein 10-fach höheres Risiko haben. Ca. 25 % der Lungenkarzinome bei Nichtrauchern und 5 % bei Rauchern sind auf die Exposition mit dem Radonzerfallsprodukt zu Hause zurückzuführen.
- Marihuana erhöht das Risiko.
- Lungenemphyseme, die sich bei Rauchern entwickeln, werden mit einem höheren Risiko assoziiert.
- andere Ursachen: Bis-Chlormethylether, Arsen, Nickel, ionisierende Strahlung, Asbest, Chrom.

Antwort 18

Therapie des SCLC: Aufgrund einer frühen hämatogenen Ausbreitung werden Patienten mit SCLC nicht generell operiert. Chemotherapie (Anwendung von Medikamentenkombinationen mit Etoposid, Cisplatin, Carboplatin oder CDT-11) und Radiotherapie werden gleichzeitig oder nacheinander angewandt. Diese Therapien, abhängig von der Krankheitsphase, führen zu kompletten Remissionen bei 40–60 %, zu einer mittleren Überlebenszeit von 16–24 Monaten und zu einer 5-Jahresüberlebensrate von 5–10 %. Eine prophylaktische Bestrahlung des Gehirns wird kontrovers diskutiert und zeitliche Planung, Dosis und Langzeitkomplikationen werden weiter erörtert.

19 Welche Untersuchungen werden bei Verdacht auf ein Bronchialkarzinom gemacht?

Gewusst?　　　　　　　☺ ☐ ☺ ☐ ☹ ☐

---

20 Wie wird ein nicht-kleinzelliges Bronchialkarzinom (NSCLC) behandelt?

Gewusst?　　　　　　　☺ ☐ ☺ ☐ ☹ ☐

Antwort 19

Untersuchungen bei Bronchialkarzinom: Als erstes werden ein Rö-Thorax und eine Zytologie des Sputums durchgeführt. Ist das Ergebnis der Sputumuntersuchung negativ, werden Bronchoskopie mit Biopsie, perkutane Biopsie oder Thorakoskopie durchgeführt. Um mediastinale Lymphknoten, Hiluslymphknoten sowie Leber und/oder Nebenniere nach Metastasen zu beurteilen, beinhaltet die präoperative Diagnostik ein CT des Thorax und des oberen Abdomens.

Lungenfunktionstest, Mediastinoskopie und PET müssen vor dem chirurgischen Eingriff durchgeführt werden. Beim kleinzelligen Bronchialkarzinom (SCLC) und beim fortgeschrittenen nicht-kleinzelligen Bronchialkarzinom (NSCLC) muss mittels CT oder MRT mit Kontrastmittel nach eventuellen Hirnmetastasen gesucht werden. Erhöhte alkalische Phosphatase bei gesunder Leber lässt Knochenmetastasen vermuten, d. h. ein Knochenszintigramm wird notwendig.

Antwort 20

Therapie bei NSCLC: Ist der Patient in einem guten Allgemeinzustand, ist die Operation Therapie der Wahl. Unter folgenden Bedingungen kann nicht operiert werden:
- Fernmetastasen
- maligner Pleuraerguss
- Vena-cava-superior-Syndrom
- Beteiligung der supraklavikulären, zervikalen oder kontralateralen mediastinalen Lymphknoten
- Rekurrensparese
- Beteiligung von Mediastinum, Trachea oder Hauptbronchus < 2 cm zur Carina
- Histologie eines SCLC.

21 Nennen Sie Symptome von Tumoren im Kopf- und Halsbereich.

Gewusst?   ☺ ☐ ☺ ☐ ☹ ☐

---

22 Welche Untersuchungen zur Diagnosestellung eines Tumors im Kopf-Halsbereich müssen veranlasst werden?

Gewusst?   ☺ ☐ ☺ ☐ ☹ ☐

Antwort 21

Tab. 5.1: Symptome von Tumoren im Kopf- und Halsbereich

Lokalisation	Symptome
Mundhöhle: Lippen, Wangenschleimhaut, Alveolarkamm, Mundboden, harter Gaumen, vordere 2/3 der Zunge	Tumor, Ulkus, Leukoplakie, Erythroplasie, Blutung, Schmerz, Zahnverlust, Ohrenschmerzen, Mundgeruch, Kiefersperre
Larynx: supraglottisch (Pseudostimmband, Aryknorpel), glottisch (Stimmband), subglottisch	Heiserkeit, Blutung, Halsschmerzen, Schmerzen am Schildknorpel
Pharynx: Nasopharynx, Oropharynx, weicher Gaumen, Uvula, Tonsillen, Zungengrund, Hypopharynx	Halsschmerzen, Ohrenschmerzen, Epistaxis, nasale Stimme, Dysphagie, Tumor, Hörverlust, blutiger Speichel
Kieferhöhle	Sinusitis, Epistaxis, Kopfschmerzen
Alle Lokalisationen	Blutung (oral oder nasal), Halslymphknoten, Tumorschmerzen oder ausstrahlender Schmerz

Antwort 22

Diagnostik eines Tumors im Kopf-Halsbereich: Zu Beginn wird eine gründliche Endoskopie der oberen und unteren Luftwege und des oberen Verdauungstraktes durchgeführt, mit Biopsien von verdächtigen Läsionen. Wenn indiziert, kommen Untersuchung und Biopsie von zervikalen und supraklavikulären Lymphknoten hinzu. Mit Hilfe einer Computertomographie kann die Ausdehnung des Tumors besser beurteilt werden. Um in Lunge und Leber nach Metastasen zu suchen, sollte ein Thorax-CT gemacht werden.

23 Was sind die 2 Hauptrisikofaktoren für ein Plattenepithel-karzinom im Kopf- oder Halsbereich?

Welche Ursachen gibt es noch?

Gewusst?   ☺ □ 😐 □ ☹ □

---

24 Welcher Phänotyp wird am häufigsten mit der Entstehung von Melanomen assoziiert?

Gewusst?   ☺ □ 😐 □ ☹ □

Antwort 23

- Tabak ist der maßgeblich entscheidende Faktor für die Entstehung eines Karzinoms im Kopf-Halsbereich. 9 von 10 Patienten sind Raucher. Schnupftabak und Kautabak spielen bei Tumoren in der Mundhöhle eine wichtige Rolle. Nach Diagnosestellung haben Raucher eine doppelt so hohe Mortalität an diesem Tumor zu sterben wie Nichtraucher.
- Alkohol steht auch in enger Beziehung zur Entstehung von Plattenepithelkarzinomen. Ca. 50 % der Patienten haben eine Leberzirrhose und $3/4$ der Patienten trinken Alkohol im Übermaß.

Weitere Ursachen sind: mangelnde Mundhygiene, Viren und berufliche Exposition. Das Epstein-Barr-Virus und Herpes-simplex-Virus Typ 1 stehen in 15 % d.F. in Zusammenhang mit der Erkrankung. Holzarbeiter haben ein erhöhtes Risiko gegenüber Nasopharyngealkarzinomen. Eine Glossitis gummosa bei Syphilis prädisponiert für ein Zungenkarzinom und Nickel für ein Nasennebenhöhlenkarzinom.

Antwort 24

Melanompatienten sind typischerweise hellhäutig mit rötlichen Haaren und Sommersprossen. Es werden Familien mit familiären Melanom beschrieben, in denen durch eine vertikale Verteilung der Erkrankung mehr als 25 % der Verwandten betroffen sind. Sie beginnt in jungen Jahren, zwischen dem 30. und 40. Lebensjahr. Die Inzidenz von multiplen primären Melanomen ist erhöht, ebenso die Existenz von atypischen Naevi (familiäre, atypische, multiple Melanome mit Melanozytendysplasie). Jedoch steigt die Überlebensrate, was möglicherweise daran liegt, dass die Erkrankung früher erkannt wird. Melanome im Auge werden ebenfalls in dieser Gruppe von Patienten beobachtet. Das Gen für dysplastische Naevi/familiäre Melanome ist auf Chromosom 1 lokalisiert.

25 Wann zählen Frauen zur Hochrisikogruppe
für das Mammakarzinom?

Gewusst?   ☺ ☐ ☺ ☐ ☹ ☐

---

26 Nennen Sie Risikofaktoren für das Endometriumkarzinom.

Gewusst?   ☺ ☐ ☺ ☐ ☹ ☐

Antwort 25

Folgende Faktoren erhöhen das **Risiko für Mammakarzinom** mind. um das 3-fache:

- Alter > 40 Jahre
- Mammakarzinom der anderen Seite
- Mammakarzinom in der 1. oder 2. Generation
- Zustand nach zahlreichen Biopsien
- Nulliparität oder > 31 Jahre bei ausgetragener Erstschwangerschaft
- lobuläres Carcinoma in situ
- genetische Disposition: BRCA-1, BRCA-2, hMSH2, hMLH1, hPMS1, p53 und andere
- Bestrahlung des Thorax in Kindheit oder Adoleszenz.

Antwort 26

Ursachen des Endometriumkarzinoms:
- Infertilität
- Adipositas
- anovulatorische Zyklen
- dysfunktionelle Gebärmutterblutung
- langjährige Östrogeneinnahme
- Diabetes mellitus
- Hypertonie
- polyzystische Ovarien
- Lynch-Syndrom
- Tamoxifen-Therapie.

27 Erläutern Sie wie das Antigen CA-125 zweckmäßig eingesetzt wird.

Gewusst?   ☺ ☐ 😐 ☐ ☹ ☐

---

28 Welche Tumore werden mit AIDS assoziiert? Wie hat sich ihre Inzidenz unter der antiretroviralen Therapie verändert?

Gewusst?   ☺ ☐ 😐 ☐ ☹ ☐

Antwort 27

Der **Tumormarker CA-125** ist beim Ovarialkarzinom in 80 % d.F. erhöht. Da er nur bei der Hälfte der Patientinnen im Tumorstadium I aber auch bei gesunden Frauen und solchen mit gutartigen Erkrankungen erhöht ist, zählt er nicht zu den sensitiven oder spezifischen Tests und sollte nicht als Screening für Frauen mit einem durchschnittlichen Risiko für ein Ovarial Ca eingesetzt werden. Bei Hochrisikopatientinnen und Frauen mit der Verdachtsdiagnose Ovarialkarzinom kann er in Kombination mit rektovaginaler Untersuchung und transvaginalem Ultraschall herangezogen werden. Ist der CA-125 Wert bei einer Patientin vor der Behandlung des Ovarialkarzinoms erhöht, so ist er ein nützlicher Tumormarker zur Verlaufskontrolle nach der Operation, um Rezidive zu erkennen.

Antwort 28

Mit AIDS assoziierte Tumore: Kaposi-Sarkom, Non-Hodgkin-Lymphom und Zervixkarzinom sind Malignome, die AIDS definieren. Die Anzahl der Hodgkin-Lymphome und Analkarzinome ist bei einer bestimmten Population an AIDS Patienten signifikant erhöht. Die Inzidenz des Kaposi-Sarkoms ist in den letzten Jahren gesunken. Obwohl die absolute Erkrankungszahl abnimmt, nehmen die Non-Hodgkin-Lymphome als AIDS-definierende Erkrankung zu.

6 Kardiologie

1 Erläutern Sie den klinischen Befund der Herzbeuteltamponade.

Gewusst?   ☺ □ ☺ □ ☹ □

---

2 Wie unterscheiden Sie eine Vorhoftachykardie vom Vorhofflattern? Nennen Sie Unterschiede zum Vorhofflimmern.

Gewusst?   ☺ □ ☺ □ ☹ □

Antwort 1

- Jugularvenendilatation: bei beinahe allen Patienten vorhanden, außer bei schwerer Hypovolämie
- Pulsus paradoxus: Abfall des systolischen Druckes um mehr als 10 mmHg bei Inspiration. Ein Pulsus paradoxus ist bei Patienten mit Volumenmangel schwer auszulösen.
- Tachykardie mit fadenförmigem Puls in der Peripherie: Bisweilen verursacht eine schwere Herzbeuteltamponade eine Einengung des linken und rechten Ventrikels und in Folge eine arterielle Hypotension, jedoch bleibt der fadenförmige und schnelle Puls immer erhalten.

Antwort 2

Im Gegensatz zum **Vorhofflimmern,** zeigen **Vorhoftachykardie** und **Vorhofflattern** einen regelmäßigen ventrikulären Rhythmus und sind durch einen regelmäßigen und langsameren Vorhofrhythmus gekennzeichnet. Die Frequenz bei Vorhofflattern liegt bei 250–350/min, meist bei 300/min, bzw. die Kammern schlagen mit einer Frequenz von 150/min und 75/min. Vorhoftachykardien haben eine niedrigere Frequenz, zwischen 150 und 250/min. Die häufigste Ursache einer Vorhoftachykardie mit AV-Block ist die Digitalisintoxikation.

Tab. 6.1: Supraventrikuläre Tachykardien im Vergleich

	Vorhofflimmern	Vorhofflattern	Vorhoftachykardie
Vorhoffrequenz	> 400	240–350	100–240
Vorhofrhythmus	Unregelmäßig	Regelmäßig	Regelmäßig
AV-Block	Variabel	2:1, 4:1, 3:1 oder variabel	2:1, 4:1, 3:1 oder variabel
Kammerfrequenz	Variabel	150, 75, 100 oder variabel	Variabel

3 **Nennen Sie Kontraindikationen für ein Belastungs-EKG.**

Gewusst?   ☺ ☐ ☺ ☐ ☹ ☐

---

4 **Nennen Sie kardiovaskuläre Ursachen für eine Synkope.**

Gewusst?   ☺ ☐ ☺ ☐ ☹ ☐

Antwort 3

Kontraindikationen für ein Belastungs-EKG:
- akuter Myokardinfarkt
- instabile Angina pectoris
- akute Myokarditis oder Perikarditis
- Stammstenose
- klinisch manifeste Aortenstenose
- schwere Hypertonie
- unkontrollierte Herzrhythmusstörungen
- AV-Block 2. oder 3. Grades
- schwere Allgemeinerkrankungen.

Antwort 4

Kardiovaskuläre Ursachen einer Synkope:
- Tachyarrhythmien, ventrikuläre oder supraventrikuläre Tachykardie (Vorhofflimmern, Vorhofflattern oder paroxysmale ventrikuläre Tachykardie)
- Bradyarrhythmien, AV-Block 2. und 3. Grades, Vorhofflimmern mit langsamer ventrikulärer Antwort oder Sinusbradykardie aufgrund eines Sick-Sinus-Syndroms
- Obstruktion des linksventrikulären Ausflusses aufgrund starrer Läsionen (valvuläre, subvalvuläre oder supravalvuläre Aortenstenose) oder dynamischen Obstruktionen z.B. bei hypertropher Kardiomyopathie. Typischerweise erleiden diese Patienten eine Synkope während oder direkt nach körperlicher Bewegung.
- Obstruktion des linksventrikulären Zuflusses aufgrund einer schweren Mitralstenose oder einem großen Myxom im linken Vorhof
- primäre pulmonale Hypertonie.

5 Nennen Sie die Jones-Kriterien (Haupt- und Nebenkriterien) des akuten rheumatischen Fiebers.

Gewusst?　　　　　　　　　☺ □ ☺ □ ☹ □

---

6 Definieren Sie akutes Koronarsyndrom.

Gewusst?　　　　　　　　　☺ □ ☺ □ ☹ □

Antwort 5

Hauptkriterien:
- Karditis
- Polyarthritis
- Chorea
- Erythema marginatum
- subkutane Knötchen.

Nebenkriterien:
- Fieber
- Arthralgie
- verlängerte PQ-Zeit
- BSG- und/oder CRP-Erhöhung
- rheumatisches Fieber oder rheumatische Karditis in der Anamnese.

Ein **rheumatisches Fieber** ist dann anzunehmen, wenn 2 Hauptkriterien oder 1 Hauptkriterium und 2 Nebenkriterien erfüllt sind, bei vorausgegangenem Streptokokkeninfekt (bewiesen durch Scharlach, positivem Halsabstrich auf Streptokokken A oder Nachweis von Antikörpern gegen Streptokokken- Antigene).

Antwort 6

Beim **akuten Koronarsyndrom** kommt es zu Thoraxschmerzen infolge einer Myokardischämie verbunden mit ST-Strecken- oder T-Wellen-Veränderungen. Im Unterschied zum klassischen akuten Myokardinfarkt, gibt es jedoch keine akute ST-Streckenhebung, daher wird es auch Koronarsyndrom ohne ST-Streckenhebung genannt. Es schließt 2 Erkrankungen mit ein: instabile Angina pectoris und Non-Q-wave-Infarkt. Diese werden anhand der Laborparameter CK-MB, Troponin I und T unterschieden.

7 Vergleichen Sie das akute Koronarsyndrom mit einem akuten Myokardinfarkt (MI) mit ST-Streckenhebung.

Gewusst?   ☺ ☐ 😐 ☐ ☹ ☐

---

8 Ein 48-jähriger Mann stellt sich mit akuten, starken epigastrischen Schmerzen, Appetitlosigkeit, Übelkeit, Erbrechen und Schweißausbruch vor. Welche Wand des Herzens ist wahrscheinlich betroffen? Nennen Sie Gründe einer so ungewöhnlichen klinischen Präsentation.

Gewusst?   ☺ ☐ 😐 ☐ ☹ ☐

---

9 Was ist die häufigste Todesursache innerhalb der ersten 48 h nach einem Myokardinfarkt?

Gewusst?   ☺ ☐ 😐 ☐ ☹ ☐

Antwort 7

Interessanterweise ist die Klinik dieser pathophysiologisch ausge-
prägten klinischen Syndrome ziemlich unterschiedlich. Patienten
mit **akutem MI und ST-Streckenhebung** leiden unter andauernden, heftigen Präkordialschmerzen, die über 30 min bis zu meh-
reren Stunden andauern. Dagegen zeigen Patienten mit einem
koronaren Syndrom ohne ST-Streckenhebung intermittierende
Schmerzepisoden mit zu- und abnehmender Stärke.

Antwort 8

Patienten mit einem **akuten inferioren Hinterwandinfarkt** zeigen manchmal epigastrische Schmerzen verbunden mit gastrointestinalen Symptomen, wie in diesem Fall. Selten haben die Patienten einen Schluckauf, der sehr hartnäckig sein kann. Diese
eindeutigen klinischen Manifestationen lassen an einen erhöhten
Vagotonus denken, sowie an eine Irritation des Diaphragmas
durch die angrenzende infarzierte inferiore Herzwand.

Antwort 9

Kammerflimmern ist die **Haupttodesursache** innerhalb der ersten 48 h nach **MI**. Andere Todesursachen sind Herzruptur,
Pumpversagen des Herzens bei großen Infarktarealen, akute me-
chanische Komplikationen wie Ventrikelseptumruptur oder eine
akute Mitralinsuffizienz und kardiogener Schock.

10 Wie effektiv ist die Behandlung der instabilen Angina pectoris mit Aspirin?

Gewusst? ☺ ☐ 😐 ☐ ☹ ☐

---

11 Ein 78-jähriger Asthmatiker hat seit 3 Jahren eine stabile Angina pectoris. Außerdem ist eine Claudicatio intermittens nach einer Gehstrecke von 45 m bekannt. Welche Medikamente können Sie dem Patienten für die Angina pectoris verschreiben?

Gewusst? ☺ ☐ 😐 ☐ ☹ ☐

---

12 Welche Veränderungen des Lebensstils erweisen sich bei Patienten mit Hypertonie als günstig?

Gewusst? ☺ ☐ 😐 ☐ ☹ ☐

Antwort 10

Zwei klinische Studien (VA und Canadian Cooperative Trials) zeigen eindeutig, dass **Aspirin** folgende **Myokardinfarkte** und die Mortalität der instabilen **Angina pectoris** reduziert. Beides, Mortalität und Myokardinfarkte, werden bei mit Aspirin behandelten Patienten um 50 % gesenkt. Auf der anderen Seite gibt es wenig Hinweise auf einen günstigen Effekt bei der Behandlung der chronisch-stabilen Angina pectoris.

Antwort 11

Dieser ältere Herr hat 3 medizinische Probleme: Asthma, Claudicatio intermittens und eine chronische stabile Angina pectoris. Von den erhältlichen antianginösen Medikamenten sind Betablocker aufgrund des Asthmas kontraindiziert. Kardioselektive Betablocker, wie Metropolol oder Atenolol, dürfen bei Asthma unter Kontrolle niedrig dosiert verabreicht werden, die nichtselektiven Betablocker dürfen nicht gegeben werden. Jedoch sind auch periphere Gefäßkrankheiten, wie in diesem Fall eine Claudicatio intermittens, Kontraindikationen für Betablocker. Medikamente der Wahl sind bei diesem Patienten Kalziumantagonisten oder Nitrate.

Antwort 12

- Gewichtsreduktion bei Übergewicht
- eingeschränkter Alkoholkonsum auf 30 g Alkohol/Tag
- regelmäßige Bewegung
- Natriumreduktion < 100 mmol/Tag (< 2,3 g Na^+ oder ca. 6 g NaCl)
- ausreichende Kalium-, Kalzium- und Magnesiumaufnahme
- Verzicht auf Rauchen
- Reduktion von gesättigten Fettsäuren und Cholesterin. Verminderter Fettkonsum hilft auch Kalorien zu reduzieren (Wichtig für Gewichtskontrolle und Diabetes Typ II!).

13 Wie lautet die offizielle Empfehlung für den Einsatz von Lipidsenkern bei koronarer Herzerkrankung (KHK)?

Gewusst? ☺ ☐ ☺ ☐ ☹ ☐

---

14 3 Tage nach einem Vorderwandinfarkt treten ein neues systolisches Geräusch und ein Lungenödem auf. An welche Komplikationen denken Sie?

Gewusst? ☺ ☐ ☺ ☐ ☹ ☐

---

15 Welche Rolle spielen Betablocker bei Patienten mit Herzinsuffizienz?

Gewusst? ☺ ☐ ☺ ☐ ☹ ☐

Antwort 13

Das National Cholesterol Education Program Adult Treatment Panel III empfiehlt allen Patienten mit KHK eine Behandlung mit HMG-CoA-Reduktasehemmern (Statine), wenn das LDL-Cholesterin > 130 mg/dl ist. Das Ziel ist ein LDL-Cholesterin < 100 mg/dl. Neueste Empfehlungen dehnen den Nutzen der Statine bei Patienten mit KHK (mit metabolischem Syndrom, Diabetes, zahlreichen Risikofaktoren oder schlecht überwachten bzw. nicht überwachten Risikofaktoren) aus und setzen einen neuen Zielwert des LDL < 70 mg/dl.

Antwort 14

Akute Mitralinsuffizienz nach Papillarmuskelabriss und Ventrikelseptumruptur. Beides sind potentiell tödliche Komplikationen und treten meist 3–6 Tage nach einem **Myokardinfarkt** auf. Eine Ruptur des M. papillaris posterior in Verbindung mit einem inferioren Infarkt ist häufiger als eine Ruptur des M papillaris anterior. Im Gegensatz zur Ventrikelseptumruptur, die bei großen Infarktarealen auftritt, kommt es zu einem Papillarmuskelabriss bei kleinen Infarktarealen in 50 % der Fälle.

Antwort 15

Obwohl Betablocker generell bei Herzinsuffizienz kontraindiziert sind, bestätigt eine wachsende Zahl an klinischen Versuchen mit Betablockern (z. B. Carvedilol und Metropolol) einen günstigen Langzeiteffekt bei Patienten im NYHA Stadium II und III. Die Betablocker sollten, selbst niedrig dosiert, langsam eingeschlichen werden, da ein signifikanter Anteil der Patienten (30–40 %) eine symptomatische Hypotonie bekommt oder sich die Herzinsuffizienz in den ersten 4 Wochen zunächst verschlechtert.

16 Wie viele Blutdruckmessungen sind nötig, um eine antihypertensive Therapie zu rechtfertigen?

Gewusst? ☺ ☐ ☺ ☐ ☹ ☐

---

17 Welche Medikamente zur Behandlung der arteriellen Hypertonie werden gegenwärtig bei Patienten mit einem hohen Risiko für eine koronare Herzerkrankung als Therapeutika der 1. Wahl empfohlen?

Gewusst? ☺ ☐ ☺ ☐ ☹ ☐

---

18 Ein 56-jähriger Mann stellt sich in der Notaufnahme mit drückenden, diffusen Schmerzen der vorderen Brustwand sowie Dyspnoe und Schweißausbruch vor. Nennen Sie Differentialdiagnosen.

Gewusst? ☺ ☐ ☺ ☐ ☹ ☐

Antwort 16

Eine **antihypertensive Therapie** wird generell empfohlen, wenn der RR beim sitzenden Patienten während mindestens 2 Arztbesuchen über 140/90 mmHg liegt. Eine Ausnahme sind Diabetiker und Patienten mit chronischer Nierenerkrankung, die bei einem RR über 130/80 mmHg oder höher medikamentös behandelt werden sollen.

Antwort 17

Es werden 4 Stoffklassen als Medikamente der 1. Wahl zur Behandlung der **Hypertonie bei Hochrisikopatienten** (höheres Alter, Dyslipoproteinämie, Diabetes, Raucher) empfohlen:

- Thiaziddiuretika
- Betablocker
- Calciumantagonisten
- ACE-Hemmer.

Es wurde bewiesen, dass diese Medikamente die Inzidenz an Schlaganfällen und KHK bei Hochrisikopatienten reduzieren, überwiegend bei älteren Patienten mit Hypertonie.

Antwort 18

- akuter Myokardinfarkt
- Angina pectoris
- akute Aortendissektion
- akute Perikarditis
- akute Lungenembolie
- akuter Pneumothorax.

19 Nennen Sie Befunde und Symptome der Stauungsinsuffizienz.

Gewusst?　☺ □ ☺ □ ☹ □

---

20 Ein 78-jähriger Patient mit einer langen Krankengeschichte
bezüglich seiner Stauungsinsuffizienz kommt mit Schwäche,
Appetitlosigkeit, Übelkeit und Schwindel. Er nimmt Digoxin
0,5 mg/Tag p.o. und Furosemid 120 mg 2x/Tag p.o. ein. Was ist
Ihre erste Vermutung?

Gewusst?　☺ □ ☺ □ ☹ □

Antwort 19

Klinik bei Stauungsinsuffizienz (mit abnehmender Spezifität):

Rechtsherzinsuffizienz:
- Dilatation der V. jugularis
- Hepatomegalie
- erhöhte Prothrombinzeit
- periphere Ödeme
- erhöhte GOT und Bilirubin
- Pleuraerguß
- erniedrigtes Albumin
- Appetitlosigkeit
- Proteinurie.

Linksherzinsuffizienz:
- Rö-Thorax mit Umverteilung der Perfusion oder interstitielle Ödeme
- 3. Herzton
- Kardiomegalie
- Rasselgeräusche über der Lunge
- Paroxysmale, nächtliche Dyspnoe, Orthopnoe
- Dyspnoe bei Anstrengung.

Antwort 20

Bei jedem Patienten, der Digitalis erhält und mit gastrointestinalen Symptomen, wie Appetitlosigkeit, Übelkeit oder Erbrechen zu Ihnen kommt, sollte eine **Digitalisintoxikation** ausgeschlossen werden. Es wird vermutet, dass Übelkeit und Erbrechen über die Area postrema in der Medulla oblongata des Stammhirns vermittelt werden und weniger über einen direkten Effekt von Digitalis in der gastrointestinalen Mucosa. Diese Symptome treten auch auf, wenn Digitalis parenteral verabreicht wird.

21 Beschreiben Sie Komplikationen einer Digitalisintoxikation am Herzen.

Gewusst?   ☺ ☐ ☹ ☐ ☹ ☐

---

22 Welche Medikamente haben gezeigt, dass sie die Mortalität von Patienten mit Stauungsinsuffizienz senken?

Gewusst?   ☺ ☐ ☹ ☐ ☹ ☐

---

23 Welcher kongenitale Herzfehler zeigt sich oft erst im Erwachsenenalter?

Gewusst?   ☺ ☐ ☹ ☐ ☹ ☐

Antwort 21

Die Manifestationen am Herzen sind bei weitem die lebensbedrohlichsten **Komplikationen einer Digitalisintoxikation.** Beinahe alle Arrhythmien können die Folge einer Digitalisintoxikation sein. Die häufigsten Beispiele sind paroxysmale Vorhoftachykardie mit AV-Block, AV-Knotentachykardie mit oder ohne AV-Block und AV-Block 1. oder 2. Grades (Typ Mobitz). Die Koexistenz einer erhöhten Autorhythmie und ektopen Schrittmachern mit beeinträchtigter AV-Leitung kann auch auf eine Digitalisintoxikation hinweisen.

Antwort 22

Für eine große Anzahl an ACE-Inhibitoren wurde in bedeutenden klinischen Studien gezeigt, dass sie die kardiovaskuläre Mortalität bei Patienten mit Stauungsinsuffizienz NYHA Stadium II–IV senken und diese kommen jetzt als kardioprotektive Standardtherapie in Frage. Auch für Angiotensin-II-Rezeptorantagonisten (z. B. Valsartan) wurde nachgewiesen, dass sie die kardiovaskuläre Mortalität senken. Sie werden bei Unverträglichkeit der ACE-Inhibitoren (vor allem aufgrund des Hustens) empfohlen.

Antwort 23

Bikuspidale Aortenklappe und Vorhofseptumdefekt (ASD) sind die häufigsten angeborenen Herzfehler, die erst im Erwachsenenalter auffallen. Angeborene zyanotische Herzfehler, die sich erst beim Erwachsenen zeigen sind merklich selten. Der ASD alleine beträgt ca. 30 % der Herzfehler beim Erwachsenen.

24 Nennen Sie Ursachen für eine akute, schwere Aortenklappeninsuffizienz.

Gewusst?   ☺ ☐ ☺ ☐ ☹ ☐

---

25 Was bedeutet Kardioselektivität in Bezug auf Betablocker?
Fassen Sie die Auswirkungen dieser pharmakologischen
Eigenschaft zusammen.

Welche Betablocker sind kardioselektiv?

Gewusst?   ☺ ☐ ☺ ☐ ☹ ☐

Antwort 24

Ursachen einer akuten, schweren Aortenklappeninsuffizienz:
- infektiöse Endokarditis
- Aneurysma dissecans
- Ruptur oder Prolaps des Aortensegels
- posttraumatisch
- spontane Ruptur einer Klappe mit Myxom
- spontane Ruptur einer Aortensegelfensterung
- plötzliches Durchhängen eines „normalen" Segels
- postoperativ – unsachgemäßer Schnitt einer Aortenklappenstenose.

Antwort 25

Kardioselektivität bezeichnet die überwiegende Blockade der β_1-Rezeptoren, die vornehmlich am Herzen zu finden sind. Niedrig dosierte kardioselektive Betablocker haben auch einen minimalen Effekt auf die überwiegend in der Lunge befindlichen β_2-Rezeptoren. Jedoch ist die Kardioselektivität relativ; werden die Medikamente in hohen Dosen verabreicht, ist sie ausgesprochen vermindert. Trotz dieser Einschränkungen sind die kardioselektiven gegenüber den nicht selektiven Betablockern für Patienten mit obstruktiver Lungenerkrankung wesentlich ungefährlicher.

Kardioselektive Betablocker (z. B.):
- Atenolol (Tenormin®)
- Metoprolol (Beloc®)
- Acebutolol (Prent®)

26 Nennen Sie 4 Medikamentengruppen, die nachhaltig bewiesen haben, dass sie die Überlebensrate bei akutem Herzinfarkt verbessern.

Gewusst? ☺ ☐ 😐 ☐ ☹ ☐

---

27 Wie wird das akute Lungenödem behandelt?

Gewusst? ☺ ☐ 😐 ☐ ☹ ☐

Antwort 26

Es wurden 188 randomisierte, kontrollierte, prospektive Studien, über 3,5 Jahrzehnte bei über 350.000 Patienten mit akutem Herzinfarkt durchgeführt und 10 pharmakologische Medikamentengruppen bewertet. 4 Medikamentengruppen haben nachhaltig bewiesen, dass sie die Überlebensrate verbessern:
- Fibrinolytika
- Betablocker
- Antikoagulantien (Warfarin)
- Thrombozytenaggregationshemmer (Aspirin®).

Mit diesen Medikamenten wurde die Mortalität um 15–25 % vermindert. Das bedeutet 20–40 gerettete Leben pro 1.000 behandelte Patienten. Die einzige höchst lebensrettende pharmakologische Therapie beim akuten Herzinfarkt ist die thrombolytische Medikamententherapie, die 40 Leben pro 1.000 behandelter Patienten und 60–80 Leben pro 1.000 Patienten, die in der ersten Stunde nach Beginn der Symptome behandelt wurden, rettet.

Antwort 27

Therapie des akuten Lungenödems: Die Vorgehensweise muss bei jedem Patienten individuell abgestimmt werden. Allgemeine Richtlinien:
- i.v. Diurese
- medikamentöse Vorlastsenkung (i.v., sublingual oder oral)
- i.v. Digitalisierung (bei Patienten mit und ohne Rhythmusstörung)
- Sauerstofftherapie (abhängig von den Ergebnissen der arteriellen Blutgasmessung)
- Bettruhe und Salzrestriktion
- medikamentöse Nachlastsenkung.

7 Nephrologie

1 Was bedeutet akutes Nierenversagen?

Wie werden die Ursachen des akuten Nierenversagens
eingeteilt?

Gewusst?   ☺ ☐ ☺ ☐ ☹ ☐

---

2 Nennen Sie häufige prärenale Ursachen des akuten
Nierenversagens.

Gewusst?   ☺ ☐ ☺ ☐ ☹ ☐

Antwort 1

Das **akute Nierenversagen** (ANV) hat verschiedene Auslöser und ist durch eine akut auftretende Abnahme der Nierenfunktion gekennzeichnet, wodurch die Homöostase nicht mehr reguliert werden kann. Diese Insuffizienz ist multifaktoriell. Es kommt zur Akkumulation von Stoffwechselendprodukten, Störungen des Wasser- und Elektrolythaushaltes und der Säure-Basen-Homöostase. In den meisten Fällen ist das ANV ein reversibler Prozess. Die Klinik ist aufgrund der schnellen Entwicklung der Symptome, generell ernster als beim chronischen Nierenversagen. Im Gegensatz zum chronischen Nierenversagen kann die Ursache des akuten Nierenversagens meist genau bestimmt und muss behandelt werden, um weitere Nierenschäden und Schäden an anderen Organen zu verhindern. Das ANV ist potentiell ein reversibler Prozess, wenn der ursächliche Faktor gefunden und behoben wird. Um die Nierenfunktion zu verbessern, muss eine entsprechend unterstützende Behandlung erfolgen.

Die **Ursachen** werden in prärenales, renales und postrenales akutes Nierenversagen eingeteilt.

Antwort 2

Prärenale Ursachen des akuten Nierenversagens:
- Hypovolämie, durch gastrointestinalen Verlust (Erbrechen, Diarrhö, Blutung), Verlust über die Niere (Diuretika, osmotische Diurese [Glukose], Hypoaldosteronismus, Salzverlust Nephropathie, Diabetes insipidus), Verlust über Haut oder Atmung (unbemerkte Verluste, Schweiß, Verbrennungen) und über den transzellulären Flüssigkeitsraum (intestinale Obstruktion, Quetschverletzung oder Knochenfrakturen, akute Pankreatitis)
- Hypotonie (Schock)
- Ödeme (Herzversagen, Leberzirrhose, Nephrose)
- selektive renale Ischämie (hepatorenales Syndrom, NSAR, beidseitige Nierenarterienstenose, Kalziumkanal-Blocker).

3 Nennen Sie die 5 Stadien der chronischen Nierenerkrankung und beschreiben Sie deren Entwicklung.

Gewusst? ☺ ☐ ☺ ☐ ☹ ☐

---

4 Nennen Sie häufige Ursachen der chronischen Niereninsuffizienz.

Gewusst? ☺ ☐ ☺ ☐ ☹ ☐

Antwort 3

Stadien der chronischen Nierenerkrankung:

- **Stadium 1:** Nierenschaden mit normaler renaler Reserve (GFR > 90 ml/min), progressiver Verlust von Nierengewebe. Kein Anstieg von Serumharnstoff und Kreatinin, keine Störung der Homöostase, da gesunde Patienten mehr Nephrone haben, als notwendig wären, um die normale GFR aufrecht zu erhalten.
- **Stadium 2:** leichte Niereninsuffizienz (GFR 60–89 ml/min), leichte Erhöhung von Serumharnstoff und Kreatinin und erste Symptome, wie Nykturie und schnelle Ermüdbarkeit
- **Stadium 3:** mäßiges Nierenversagen (GFR 30–59 ml/min), manifeste Störung der Ausscheidungsfunktion der Nieren: Störungen im Wasser-, Elektrolyt- und Säure-Basen-Haushalt
- **Stadium 4:** schweres Nierenversagen oder urämisches Syndrom (GFR 15–29 ml/min), multiple Funktionsstörungen großer Organsysteme, zusätzlich zur Störung der Ausscheidungsfunktion
- **Stadium 5:** Endstadium renaler Erkrankungen (GFR < 15ml/min), lebensnotwendige Nierenersatztherapie (Dialyse oder Transplantation) erforderlich.

Antwort 4

Ursachen der chronischen Niereninsuffizienz:
- Diabetes mellitus (41 %)
- Hypertonie (30 %)
- Glomerulonephritis (13 %)
- obstruktive Harnwegserkrankung (2 %)
- polyzystische Nierenerkrankung und andere interstitielle Nierenerkrankungen (4 %)
- sonstige (10 %).

5 Nennen Sie Indikationen für die Dialyse bei Patienten mit chronischer Niereninsuffizienz.

Gewusst? ☺ ☐ ☺ ☐ ☹ ☐

---

6 Erörtern Sie neue Entwicklungen in der Behandlung der Anämie bei chronischer Niereninsuffizienz.

Gewusst? ☺ ☐ ☺ ☐ ☹ ☐

---

7 Erklären Sie Überlaufproteinurie.

Was bedeutet sekretorische (postrenale) Proteinurie?

Gewusst? ☺ ☐ ☺ ☐ ☹ ☐

Antwort 5

Eine Dialysetherapie sollte begonnen werden, wenn die konservative Therapie scheitert. Gewöhnlich wird die Dialyse erforderlich, wenn die GFR auf 5–10 ml/min abnimmt. Es ist sowohl unnötig als auch riskant, sich an strenge biochemische Indikationen zu halten. Allgemein sind die Entwicklung einer urämischen Enzephalopathie, Neuropathie, Perikarditis und Blutungsneigung Indikationen sofort mit einer Dialyse zu beginnen. Hinzu kommen Flüssigkeitsüberlastung, Stauungsinsuffizienz, Hyperkaliämie, metabolische Azidose und eine durch konservative Maßnahmen nicht zu kontrollierende Hypertonie.

Antwort 6

Die wichtigste Entwicklung ist der Einsatz von rekombinantem humanem Erythropoetin. Studien haben die Wirksamkeit dieses Wachstumsfaktors belegt: Anämien bessern sich und Bluttransfusionen werden seltener erforderlich. Noch wichtiger ist die Verringerung des Eisenmangels dieser Patienten. Dadurch werden die Eisenspeicher wiederaufgefüllt und der Bedarf des sehr teuren Erythropoetins nimmt ab.

Antwort 7

Eine **Überlaufproteinurie** resultiert aus Erkrankungen, mit einem sehr hohen Plasmaproteinspiegel (z. B. multiples Myelom). Die Proteine werden gefiltert und überlasten die Reabsorptionskapazität der renalen Tubuli.

Die **sekretorische Proteinurie** entsteht, wenn dem Urin nach der glomerulären Filtration noch Proteine zugefügt werden. Diese können aus den renalen Tubuli (z. B. Tamm- Horsfall- Protein aus dem aufsteigenden Teil der Henleschen Schleife) oder aus dem unteren Urogenitaltrakt kommen.

8 Definieren Sie akute Tubulusnekrose.

Gewusst?　　　　　　　　☺ □ ☺ □ ☹ □

---

9 Nennen Sie Indikationen und Kontraindikationen der kontinuierlichen ambulanten Peritonealdialyse (CAPD).

Gewusst?　　　　　　　　☺ □ ☺ □ ☹ □

---

10 Nennen Sie 4 Formen der Proteinurie (> 150 mg/d).

Was verursacht eine glomeruläre Proteinurie?

Beschreiben Sie den Mechanismus der tubulären Proteinurie.

Gewusst?　　　　　　　　☺ □ ☺ □ ☹ □

Antwort 8

Die **Tubulusnekrose** ist durch einen strukturellen und funktionellen Schaden der Nierentubuli und eine funktionelle Abnahme der glomerulären Nierenfunktion gekennzeichnet. Bei überlebenden Patienten ist die Tubulusnekrose eine selbstlimitierende Krankheit, bei der sich die Niere innerhalb von 8 Wochen wieder erholt. Sie wird meist durch eine Ischämie verursacht, es gibt jedoch auch viele andere Ursachen.

Antwort 9

Die **CAPD** ist die Behandlung der Wahl für Diabetiker mit schwerer peripherer Gefäßerkrankung für die eine Hämodialyse nicht praktikabel ist. Diese Methode bietet mehr Unabhängigkeit und Beweglichkeit und sollte allen jungen Patienten, die ein aktives Leben führen, angeboten werden. Kontraindikationen sind Blindheit, schwere Arthritis, Anus praeter, geringe Motivation und Tetraplegie.

Antwort 10

Man unterscheidet glomeruläre und tubuläre **Proteinurie,** eine sog. Überlaufproteinurie und eine sekretorische (postrenale) Proteinurie.

Die **glomeruläre Proteinurie** resultiert aus einer Schädigung der glomerulären Filtrationsbarriere (bei Glomerulonephritis), und führt zu einem Verlust von Plasmaproteinen in das glomeruläre Ultrafiltrat.

Die **tubuläre Proteinurie** entsteht bei nicht optimaler Reabsorption normal filtrierter Proteine als Resultat einer tubulären Erkrankung. Die Rückgewinnung einer kleinen Menge normal filtrierter Proteine (gewöhnlich ca. 2 g/Tag) erlaubt eine normale Proteinausscheidung von < 150 mg/Tag.

11 Definieren Sie nephrotisches Syndrom.

Gewusst?   ☺ ☐ ☺ ☐ ☹ ☐

---

12 Definieren Sie nephritisches Syndrom.

Gewusst?   ☺ ☐ ☺ ☐ ☹ ☐

---

13 Wie behandeln Sie einen Patienten mit akuter
Harnabflussstörung aufgrund eines Harnsteines?

Gewusst?   ☺ ☐ ☺ ☐ ☹ ☐

Antwort 11

Das **nephrotische Syndrom,** auch Nephrose genannt, beinhaltet einen Symptomenkomplex verschiedenster Ursachen: schwere Proteinurie (in der Regel > 3,5 g/Tag), Ödeme, Hypoproteinämie und Hyperlipoproteinämie. Da alle anderen Symptome die Folge einer merklichen Proteinurie sind, beschränken einige Autoren die Definition der Nephrose auf eine schwere Proteinurie.

Antwort 12

Das **nephritische Syndrom** ist eine renale Funktionsstörung, die aus einer diffusen glomerulären Entzündung resultiert. Charakteristisch sind ein akuter Beginn mit Mikrohämaturie, Ödemen und Hypertonie, sowie einer verminderten GFR und Oligurie. Es gibt viele Ursachen, die häufigste ist die Poststreptokokken-Glomerulonephritis.

Antwort 13

Die meisten **Harnsteine** gehen innerhalb von Stunden bis Tagen spontan ab. Unterstützende Maßnahmen wie Analgetika und reichliche Flüssigkeitszufuhr sind normalerweise ausreichend. Um das Ausmaß einer evtl. vorhandenen Nierenfunktionsstörung zu dokumentieren, sollte eine Serumuntersuchung gemacht werden. Um den Stein zu lokalisieren und die Größe zu bestimmen wird eine bildgebende Maßnahme (z. B. Pyelographie, Sonographie) durchgeführt. Dies erleichtert die Entscheidung für evtl. notwendige chirurgische Interventionen.

14 Nennen Sie häufige metabolische Voraussetzungen, die die Bildung von Harnsteinen prädisponieren.

Gewusst?   ☺ ☐ ☺ ☐ ☹ ☐

---

15 Was ist eine atonische Harnblase?

Was verursacht einen vesikouretralen Reflux?

Gewusst?   ☺ ☐ ☺ ☐ ☹ ☐

Antwort 14

Metabolische Voraussetzungen für die Bildung von Harnsteinen:

- Eine idiopathische Hyperkalziurie liegt bei beinahe 50 % der Patienten mit Harnsteinen in den USA vor. Sie werden in absorptive (aufgrund übermäßiger Kalziumabsorption im GI-Trakt) und renale Typen (aufgrund renaler Kalziumverluste) eingeteilt.
- Hyperurikosurie (mit und ohne Gicht) liegt bei beinahe 30 % der Patienten vor. Erhöhte Harnsäureausscheidung kann auch zur Bildung von kalziumhaltigen Steinen beitragen.
- Hyperoxalurie verschiedenster Ursachen gibt es in ca. 15 % der Fälle.
- Eine niedrige Urinausscheidung von Zitrat liegt bei ca. 50 % der Patienten vor und kann zu einer Steinbildung beitragen.

Antwort 15

Die **atonische Blase** kann selbst nicht komplett entleert werden. Der zurückbleibende Urin führt kontinuierlich zu erhöhtem hydrostatischen Druck. Dieser erhöhte Harnblasendruck wird über die Ureter weitergeleitet und verhindert einen ungestörten Harnabfluss.

Patienten mit **vesikouretralem Reflux** haben während der Miktion einen retrograden Urinfluss in den Ureter und/oder in die Niere. Ursache ist eine insuffiziente vesikouretrale Klappe. Sowohl atonische Blase als auch Reflux prädisponieren zu häufigen Infektionen.

16 Wie wird die Diagnose einer unteren Harnwegsobstruktion gestellt?

Welche bildgebenden Verfahren sind hilfreich bei der Diagnosestellung?

Gewusst?　　　　　　　　　☺ ☐ ☺ ☐ ☹ ☐

---

17 Welche pathologischen Befunde treten bei der Poststreptokokken-Glomerulonephritis auf?

Gewusst?　　　　　　　　　☺ ☐ ☺ ☐ ☹ ☐

Antwort 16

Anamnese, klinische Untersuchung und Laborwerte liefern wichtige Hinweise. Eine zu tastende Harnblase ist Beweis für eine **untere Harnwegsobstruktion** oder eine atonische Blase. Ein Restharn von > 100 ml unterstützt die Diagnose der Harnwegsobstruktion. Bildgebende Untersuchungen helfen die Diagnose zu sichern. Eine gefüllte Blase sowie große Nieren können einfach auf einem Röntgen-Abdomen gesehen werden. Ein Ultraschall der Niere ist relativ sensitiv, ebenso eine nicht-invasive Untersuchung, um eine untere Harnwegsobstruktion auszuschließen. Die retrograde Pyelographie (Injektion von Kontrastmittel in beide Ureter mittels Zystoskopie) ist gelegentlich notwendig, wenn die oben genannten Untersuchungen keine Diagnose liefern und der klinische Verdacht einer Obstruktion besteht. I.v. Pyelogramme sollten, aufgrund des zusätzlichen Risikos einer Nierenschädigung durch das Kontrastmittel, vermieden werden. Ein Abdomen-CT ist hilfreich aber teurer als die Sonographie. Eine Nierenszintigraphie weist, bei sofortiger Aufnahme des Kontrastmittels und verzögerter Ausscheidung auf eine Harnwegsobstruktion hin.

Antwort 17

Diagnostik der Poststreptokokken-Glomerulonephritis: Die Urinanalyse zeichnet sich durch nephritisches Sediment, hohe spezifische Schwerkraft und nicht-selektive Proteinurie aus. Die Proteinurie beträgt bei > 75 % der Patienten < 3 g/Tag, trotzdem wird gelegentlich eine Proteinurie im nephrotischen Bereich gesehen. Eine Pyurie, die auf eine Glomerulonephritis hinweist, wird oft beobachtet. Eine makroskopische oder mikroskopische Hämaturie ist beinahe immer festzustellen. Erythrozytenzylinder machen eine Glomerulonephritis wahrscheinlich. Dysmorphe Erythrozyten werden im Übermaß gefunden. Jedoch schließt ein unauffälliges Urinsediment eine akute Poststreptokokken-Glomerulonephritis nicht aus, wenn die klinischen Befunde dafür sprechen. In manchen Fällen bestätigt eine Biopsie die Diagnose.

18 Welche Prognose hat die akute Poststreptokokken-Glomerulonephritis? Was sind prognostisch schlechte Befunde?

Gewusst?   ☺ ☐ ☺ ☐ ☹ ☐

---

19 Wie diagnostizieren Sie eine rezidivierende Hämaturie?

Gewusst?   ☺ ☐ ☺ ☐ ☹ ☐

---

20 Nennen Sie häufige Ursachen einer Harnleiterobstruktion
im Erwachsenenalter.

Gewusst?   ☺ ☐ ☺ ☐ ☹ ☐

Antwort 18

Prognose der akuten Poststreptokokken-Glomerulonephritis:
Bei Kindern ist die Prognose, sowohl bei epidemischem als auch sporadischem Auftreten, ziemlich günstig. Die Diurese tritt nach einer Woche auf und das Serumkreatinin normalisiert sich nach 3–4 Wochen. Die Mortalität in Akutfällen ist < 1 % und chronische Folgekrankheiten sind ungewöhnlich. Die mikroskopische Hämaturie kann 6 Monate andauern und die Proteinurie besteht bei 15 % der Patienten über 3 Jahre. Bei Erwachsenen ist die Prognose der epidemischen Form gut und weniger vorhersehbar als bei der sporadischen Form.

Antwort 19

Diagnostik der rezidivierenden Hämaturie: Der erste Schritt besteht darin, Nierensteine und andere strukturelle Läsionen, wie Tumore des oberen und unteren Harntraktes, auszuschließen. Dazu müssen bildgebende Diagnostik der Nieren und Urinuntersuchung erfolgen. Das Vorhandensein von dysmorphen Erythrozyten oder Erythrozytenzylindern hilft bei der Unterscheidung zwischen glomerulärer Blutung und einer Blutung aus dem unteren Harntrakt. Bei > 25 % der Patienten unter 40 Jahren sind rezidivierende Hämaturien auf eine glomeruläre Blutung zurückzuführen.

Antwort 20

Ursachen der Harnleiterobstruktion:
- Nierensteine
- maligner Tumor der Prostata, Blase oder im Becken
- retroperitoneales Lymphom, Metastasen oder Fibrose
- versehentliches Abbinden während einer Operation
- Blutgerinnsel
- Schwangerschaft
- Striktur.

8 Säure-, Basen und Elektrolythaushalt

1 Wie beeinflusst Aldosteron den Kaliumhaushalt?

Gewusst?   ☺ ☐ ☺ ☐ ☹ ☐

---

2 Welche Faktoren führen zu einer mangelnden Kalium-sekretion?

Gewusst?   ☺ ☐ ☺ ☐ ☹ ☐

---

3 Wie sieht das klinische Bild einer Hypokaliämie aus?

Gewusst?   ☺ ☐ ☺ ☐ ☹ ☐

Antwort 1

Aldosteron ist das wichtigste Hormon bei der Regulation des **Kaliumhaushaltes.** Es bewirkt eine Natriumresorption und eine Kaliumsekretion in distalem Tubulus, Darm und Schweißdrüsen. Quantitativ hat es in den Nieren den größten Effekt. Die Sekretion von Aldosteron ist bei steigender Kaliumkonzentration im Extrazellulärraum (EZR) erhöht und bei geringen Kaliumkonzentrationen erniedrigt.

Antwort 2

Ursachen der mangelnden Kaliumsekretion:
- renale Funktionsstörungen: akutes Nierenversagen, schwere chronische Niereninsuffizienz, tubuläre Funktionsstörungen
- Hypoaldosteronismus
- Nebennierenerkrankung
- Hyporeninämie bei tubulo-interstitiellen Erkrankungen, Medikamenten wie NSAR, ACE-Inhibitoren und Betablockern
- Diuretika, die die Kaliumsekretion hemmen: Spironolacton, Triamteren und Amilorid.

Antwort 3

Klinik der Hypokaliämie: Die wichtigsten klinischen Manifestationen werden im neuromuskulären System beobachtet. Wenn Kalium auf 2,0–2,5 mmol/l sinkt, treten muskuläre Schwäche und Lethargie auf. Mit weiterem Absinken kommt es zur Paralyse mit eventueller Beteiligung der Atemmuskulatur und zum Tod. Eine Hypokaliämie kann auch eine Rhabdomyolyse, Myoglobinurie und einen paralytischen Ileus verursachen. Eine anhaltende Hypokaliämie kann zum tubulären Nierenschaden führen (hypokalämische Nephropathie).

4 **Wie behandeln Sie einen Patienten mit Hypokaliämie?**

Gewusst? ☺ ☐ ☺ ☐ ☹ ☐

---

5 **Nennen Sie 4 Störungen des Säure-Basen-Haushalts.**
Erklären Sie die Begriffe Azidose und Alkalose.

Gewusst? ☺ ☐ ☺ ☐ ☹ ☐

---

6 **Welche Elektrolytstörungen treten häufig bei progressiven Nierenerkrankungen auf?**

Gewusst? ☺ ☐ ☺ ☐ ☹ ☐

Antwort 4

Therapie der Hypokaliämie: Die Behandlung richtet sich nach der Ursache der Störung. Ist die Hypokaliämie mit einer Alkalose verbunden, so muss diese zusätzlich zur Kaliumsubstitution korrigiert werden. Im Allgemeinen sollte das Kaliumdefizit langsam behoben werden. Aufgrund der Sicherheit und Wirksamkeit sollte Kalium bevorzugt per os gegeben werden. Manche Umstände erfordern eine schnellere Korrektur mittels i.v. Injektion, die Dosierung darf 20 mmol/h jedoch nicht überschreiten. Intravenöse Kaliumsubstitutionen > 10 mmol/h sollten mit Hilfe eines EKGs überwacht werden.

Antwort 5

- metabolische Azidose
- metabolische Alkalose
- respiratorische Azidose
- respiratorische Alkalose.

Bei stabilem Säure-Basen-Haushalt wird die Zugabe von H^+-Ionen zur Körperflüssigkeit durch Wiederausscheidung im Gleichgewicht gehalten. So bleibt die H^+-Konzentration des Extrazellulärraumes bei 40 nM (40×10^{-9} M oder pH = 7,40) relativ konstant. **Azidose** bezeichnet ein Ungleichgewicht, das zu einem Nettoanstieg von H^+ führt. **Alkalose** bezeichnet ein Ungleichgewicht, das zu einem Nettoabfall von H^+ führt.

Antwort 6

Patienten mit **progressiver Nierenerkrankung** entwickeln Hyperphosphatämien, Hypokalziämien und sekundäre Hyperparathyreoidismen. Dadurch besteht das Risiko einer renalen Osteopathie, die sich als Osteomalazie oder Osteoklasie manifestiert.

7 Definieren Sie metabolische Alkalose und respiratorische Alkalose.

Gewusst? ☺ ☐ 😐 ☐ ☹ ☐

---

8 Nennen Sie Ursachen der Laktatazidose.

Gewusst? ☺ ☐ 😐 ☐ ☹ ☐

---

9 Nennen Sie Elektrolytstörungen, die bei Alkoholismus auftreten.

Gewusst? ☺ ☐ 😐 ☐ ☹ ☐

Antwort 7

Eine **metabolische Alkalose** bedeutet eine Nettoabnahme von H^+, durch Gewinn von HCO_3^- oder Verlust von Säure.

Eine **respiratorische Alkalose** bedeutet eine Nettoabnahme von H^+, durch gesteigerte Ventilation, die zu einer Abnahme von CO_2 führt.

Antwort 8

Ursachen der Laktatazidose:
- Hypoxie
- verminderter hepatischer Verbrauch von Laktat bei fortgeschrittener hepatozellulärer Insuffizienz
- Zyanidvergiftung
- Alkoholkonsum
- Neoplasie mit großer Tumorlast
- diabetische Ketoazidose (auch ohne Schock oder andere Ursachen)
- Laktatazidose X (schwere Laktatazidose ohne offensichtliche Ursache)
- künstliche Laktatazidose.

Antwort 9

Elektrolytstörungen bei Alkoholismus:
- Hypokaliämie
- Hypophosphatämie
- Hypomagnesiämie
- Hyponatriämie.

10 Nennen Sie Befunde und Symptome der Hypokalzämie.

Gewusst?　　　　　　　　☺ ☐ 😐 ☐ ☹ ☐

---

11 Was ist das Trousseau-Zeichen und das Chvostek-Zeichen?

Gewusst?　　　　　　　　☺ ☐ 😐 ☐ ☹ ☐

Antwort 10

Die Symptome der **Hypokalziämie** sind abhängig vom Ausmaß des Kalziummangels, der Geschwindigkeit des Verlustes und seiner Dauer. Sie resultieren aus der Herabsetzung der Erregungsschwelle des Nervengewebes. Dies führt zu einer erhöhten Erregbarkeit, sich wiederholenden Antworten auf einen einzigen Stimulus, reduzierter Akkommodation oder sogar zur andauernden Aktivität des Nervengewebes. Spezielle Befunde und Symptome sind:

- Tetanie und Parästhesien
- veränderter Bewusstseinszustand
- Krämpfe
- QT-Verlängerung im EKG
- erhöhter Hirndruck
- Linsenkatarakt.

Antwort 11

Beides sind Indikatoren einer latenten Tetanie verursacht durch eine Hypokalziämie. Im Vergleich beider Zeichen ist das Trousseau-Zeichen spezifischer und zuverlässiger.

Trousseau-Zeichen: Nach Anlegen einer Blutdruckmanschette am Arm, wird bis über den systolischen Druck aufgeblasen und für 2 min belassen. Im positiven Fall kommt es zur Pfötchenstellung. Die Erholung dauert 5–10 s nach Entfernung der Manschette.

Chvostek-Zeichen: Beim Beklopfen des N. facialis zwischen Mundwinkel und Jochbogen wird im positiven Fall ein Zucken der Mundwinkel ausgelöst. Dieses Zeichen kann auch bei 10–25 % der Normalbevölkerung beobachtet werden.

9 Hämatologie

1 Nennen Sie häufige Ursachen für chronischen Blutverlust.

Gewusst? ☺ ☐ ☺ ☐ ☹ ☐

---

2 Bei welchen Erkrankungen kommt es häufig begleitend zu einer Anämie?

Gewusst? ☺ ☐ ☺ ☐ ☹ ☐

Antwort 1

Ursachen des chronischen Blutverlusts:

- Gastritis
- Magen- und Zwölffingerdarmgeschwür/Helicobacter pylori
- GI-Varizen
- GI-Tumore
- GI-Polypen
- Divertikulose
- Teleangiektasien (M. Osler-Weber-Rendu, Sklerodermie)
- Angiodysplasien
- Menstruation und Schwangerschaft.

Antwort 2

Die **chronische Anämie** ist charakterisiert durch: niedriges Serumeisen, niedrige Eisenbindungskapazität, niedrige Sättigung aber erhöhte Eisenspeicher, die durch erhöhtes Ferritin nachweisbar sind. Normalerweise tritt diese Anämie begleitend bei entzündlichen Erkrankungen, bösartigen Tumoren, rheumatologischen Erkrankungen und Infektionen auf. Jedoch wurde diese spezielle Form der Anämie in einer Studie an stationären Patienten bei einer signifikanten Anzahl an Anämie-Patienten ohne entzündliches Geschehen nachgewiesen. Diese Patienten waren ernsthaft krank und litten unter Komplikationen von Diabetes, Nierenversagen und Hypertonie.

3 Wann sind Knochenmarkbiopsie und Knochenmarkaspiration indiziert?

Gewusst? ☺ ☐ ☺ ☐ ☹ ☐

---

4 Nennen Sie die 3 unterschiedlichen Defekte der Erythrozyten bei der korpuskulären hämolytischen Anämie und geben Sie jeweils Beispiele dazu.

Gewusst? ☺ ☐ ☺ ☐ ☹ ☐

Antwort 3

Knochenmarkbiopsie und **Knochenmarkaspiration** sind indiziert bei:

- Panzytopenie: Myelodysplasie, aplastische Anämie, Myelophthise, Hypersplenismus, megaloblastische Anämie
- Anämie: sideroblastische Anämie, refraktäre Anämie, Erythrozytenaplasie
- Staging bei bösartigen Erkrankungen: M. Hodgkin, Leukämie, Non-Hodgkin-Lymphom, kleinzelliges Bronchialkarzinom, multiples Myelom
- Thrombozytopenie: Evaluation der idiopathischen, thrombozytopenischen Purpura
- Neutropenie
- infektiöse Erkrankungen: Typhus, Tuberkulose, Panzytopenie bei AIDS, Brucellose
- Fettspeichererkrankungen (z. B. Gaucher-Krankheit).

Antwort 4

Korpuskuläre hämolytische Anämie

Angeborene Membrandefekte:

- Sphärozytose
- Elliptozytose
- Stomatozytose
- Xerozytose.

Hämoglobinopathien:

- Sichelzellenanämie
- Anomale Hämoglobine
- Thalassämie.

Angeborene Enzymdefekte:

- G-6-PD-Mangel
- Pyruvatkinasemangel
- 5'-Nukleotidase-Mangel.

5 Was ist eine Sichelzellenkrise?

Gewusst?   ☺ ☐ ☺ ☐ ☹ ☐

---

6 Eine 20-jährige Frau mit 2 Laparotomien bei Abdominal-
schmerzen in der Anamnese, stellt sich mit Verwirrtheit,
Fieber, Tachykardie, Abdominalschmerzen und peripherer
Neuropathie vor. Ihre Mutter litt an ähnlichen Symptomen
und starb in jungen Jahren. Welche Erkrankung vermuten
Sie? Wie stellen Sie die Diagnose?

Gewusst?   ☺ ☐ ☺ ☐ ☹ ☐

---

7 Was bedeutet Thalassämia minor?

Gewusst?   ☺ ☐ ☺ ☐ ☹ ☐

Antwort 5

Patienten mit einer **Sichelzellenanämie** sind anfällig für plötzliche Gefäßverschlüsse und Mikroinfarkte, genannt Sichelzellenkrise. Meist kommt es zu einem akuten Auftreten von Schmerzen in den Extremitäten, Brustkorb, Abdomen oder Kreuzschmerzen. Manchmal sind bestimmte Organe von einem endgültigen Infarkt betroffen, z. B. Knochen und Milz (falls noch erhalten).

Antwort 6

Die Anamnese deutet auf eine **Porphyrie, akut intermittierender Typ** hin, die durch Aktivitätsminderung der Porphobilinogen-Desaminase verursacht wird. Die Erkrankung wird autosomal-dominant vererbt. Die Ärzte sollten wissen, dass die Porphyrie leider bei vielen Patienten ohne ausreichende Untersuchung diagnostiziert wird und, dass die Erkrankung bei vielen anderen nicht erkannt wird. Deswegen sollten vor Therapiebeginn Laboruntersuchungen gemacht werden, um die Diagnose zu bestätigen. Im Urin müssen nachgewiesen werden: δ-Aminolävulinsäure, Porphobilinogen und Uroporphyrin.

Antwort 7

Die **Thalassämia minor** ist ein häufiger Grund für eine mikrozytäre, hypochrome Anämie. Sie beruht auf einem Ungleichgewicht der α- und β-Kettenproduktion.

8 An welche Erkrankung denken Sie bei chronischer intra-
vaskulärer Hämolyse, Anämie, Eisenmangel und dunklem
Morgenurin?

Gewusst? ☺ ☐ ☺ ☐ ☹ ☐

---

9 Welche Erkrankungen führen zu einer verminderten
Produktion von Granulozyten?

Gewusst? ☺ ☐ ☺ ☐ ☹ ☐

---

10 Welche 3 Mechanismen können zur Neutropenie führen?

Gewusst? ☺ ☐ ☺ ☐ ☹ ☐

Antwort 8

Die meisten Patienten mit **paroxysmaler nächtlicher Hämoglobinurie (PNH)** leiden an einer chronischen Hämolyse, Hämoglobinurie und Hämosiderinämie ohne die paroxysmale nächtliche Komponente. Es handelt sich um eine erworbene klonale oder oligoklonale Erkrankung, die zu einer verstärkten Sensitivität des Komplementsystems führt. Zuckerwassertest und Säurehämolysetest sind nützliche Untersuchungen. Eine alte aber beliebte Frage ist, welche 2 Erkrankungen zu einer erniedrigten alkalischen Leukozytenphophatase führen: die chronisch-myeloische Leukämie und die PNH.

Antwort 9

- Medikamenten-induzierte Erkrankungen
- hämatologische Erkrankungen (idiopathisch, zyklische Neutropenie, Chediak-Higashi-Syndrom, aplastische Anämie, frühkindliche genetische Erkrankungen)
- Tumoreinbruch, Myelofibrose
- Vitamin-B12- oder Folsäuremangel (besonders bei Alkoholikern)
- Infektionen (Tuberkulose, Typhus, Brucellose, Tularämie, Masern, Dengue- Fieber, Mononukleose, Malaria, Virushepatitis, Leishmaniose, AIDS).

Antwort 10

Mechanismen der Neutropenie:
- verminderte Produktion
- periphere Zerstörung
- peripheres Pooling (transiente Neutropenie).

11 Nennen Sie Ursachen der Thrombozytose.

Gewusst?　　　　　　　　☺ ☐ 😐 ☐ ☹ ☐

---

12 An welcher myeloproliverativen Erkrankung leiden Patienten mit Milzvergrößerung, Markfibrose und extramedullärer Blutbildung mit Ausschwemmung von Erythrozyten in „Tränentropfenform"?

Gewusst?　　　　　　　　☺ ☐ 😐 ☐ ☹ ☐

Antwort 11

- reaktive Erkrankungen
- Malignität
- Eisenmangel
- Splenektomie
- entzündliche Darmerkrankungen
- Infektion
- Kollagengefäßkrankheiten
- myeloproliverative Erkrankungen
- essentielle Thrombozythämie
- CML (Ph1+)
- Polycythaemia vera
- Myelofibrose
- myelodysplastische Syndrome.

Antwort 12

Die Patienten leiden an einer **Myelofibrose** oder **idiopathischen myeloiden Metaplasie.** Diese myeloproliverative Erkrankung ist gekennzeichnet durch Splenomegalie, Erythrozyten in „Tränen-tropfenform", Markfibrose und Auftauchen roter und weißer Vorstufen im peripheren Blut (leukoerythroblastisches Blutbild). Die extramedulläre Blutbildung findet gewöhnlich in Leber und Milz statt. Die Patienten können eine Neutrophilie, Thrombozy-tose und Anämie haben, andere Patienten, typischerweise mit massiv vergrößerter Milz, können zytopenisch sein. Patienten mit vergrößerter Milz und Neutrophilie ähneln CML-Patienten. Durch Bestimmung des Philadelphia-Chromosoms (Ph1) kön-nen beide Erkrankungen unterschieden werden.

13 Nennen Sie die Diagnosekriterien der Polycythaemia vera (PV).

Gewusst?   ☺ ☐ ☺ ☐ ☹ ☐

---

14 Wie wird ein Patient mit Polycythaemia vera (PV) behandelt?

Gewusst?   ☺ ☐ ☺ ☐ ☹ ☐

Antwort 13

Die Polycythaemia-vera-Study-Group hat einen Leitfaden zur **Diagnosestellung der PV** entwickelt. Vor kurzem wurde der Leitfaden berichtigt und enthält nun moderne Labortests:

Kategorie A:

- erhöhte Erythrozytenzahl ($> 25\%$ über dem normalen Mittelwert)
- fehlende Ursachen für eine sekundäre Polyzythämie
- Splenomegalie
- Marker für Klonbildungsfähigkeit.

Kategorie B:

- Thrombozytose $> 400 \times 10^9/l$
- Leukozytose $> 10 \nabla 10^9/l$
- durch bildgebende Untersuchung bestätigte Splenomegalie
- Erythropoese ohne Erythropoetin oder niedrigem Serumerythropoetin.

Antwort 14

Unbehandelte Patienten mit **PV** tragen das Risiko lebensbedrohlicher thromboembolischer Komplikationen. Wenn vom Patienten toleriert, wird jeden 2. Tag ein Aderlass (500 ml Blut) gemacht, bis der Hämatokrit im normalen Bereich liegt. Eine Therapie nur durch Aderlässe ist für jüngere Patienten ausreichend. Andere Krankheitsverläufe erfordern jedoch eine myelosuppressive Therapie mit Hydroxyurea.

15 Was ist die häufigste Leukämie im Erwachsenenalter?

Gewusst?　　　☺ ☐ ☹ ☐ ☹ ☐

---

16 Warum sind Patienten während der Induktionschemotherapie anfälliger für Infektionen?

Gewusst?　　　☺ ☐ ☹ ☐ ☹ ☐

---

17 Nennen Sie die diagnostischen Kriterien der chronische
lymphatische Leukämie (CLL).

Gewusst?　　　☺ ☐ ☹ ☐ ☹ ☐

Antwort 15

Die häufigste Leukämie ist die **chronische lymphatische Leukämie (CLL),** die zur Bildung neoplastischer Lymphozyten, meist B-Lymphozyten, führt. Die Patienten sind oft älter und die Diagnose wird zufällig entdeckt. Lymphadenopathie und Splenomegalie sind relativ häufig. Einige Patienten haben lediglich erhöhte Leukozyten mit hohem morphologisch unauffälligen Lymphozytenanteil.

Antwort 16

Patienten, die eine **Induktionschemotherapie** erhalten, haben normalerweise eine Phase absoluter Granulozytopenie (Leukozytentiefpunkt), in der wichtige Barrieren gegen Infektionen ausfallen. Eine Schleimhautentzündung des gesamten GI-Traktes und die Präsenz eines venösen Dauerkatheters erhöhen ebenso das Risiko einer Infektion.

Antwort 17

- **Kriterium 1:** permanente Lymphozytenzahl $> 10 \times 10^9/l$. Die Morphologie sollte „typisch" sein.
- **Kriterium 2:** Beteiligung des Knochenmarks ($> 30\%$ Lymphozyten)
- **Kriterium 3:** Immunphänotyp der B-Lymphozyten (typischerweise schwache Expression membranständiger Immunglobuline, CD 20, Expression der T-Zellantigene CD 5)

Um die Diagnose stellen zu können, muss Kriterium (1) und entweder Kriterium (2) oder (3) zutreffen. Wenn Kriterium (1) nicht zutrifft, so müssen die Kriterien (2) und (3) vorliegen.

18 Wie sieht das klinische Bild des M. Hodgkin am häufigsten aus?

Gewusst? ☺ ☐ ☺ ☐ ☹ ☐

---

19 Nennen Sie die histologische Klassifikation des M. Hodgkin.

Gewusst? ☺ ☐ ☺ ☐ ☹ ☐

---

20 Zu welchen Nierenerkrankungen kann es beim multiplen Myelom kommen?

Gewusst? ☺ ☐ ☺ ☐ ☹ ☐

Antwort 18

Die meisten Patienten haben zervikale oder axilläre Lymphknotenschwellungen; die Lymphknoten sind schmerzlos, gummiartig und scharf abgegrenzt. Wichtige Symptome für die Stadieneinteilung des **M. Hodgkin** sind Fieber, Gewichtsverlust (> 10 % des Körpergewichts) und Nachtschweiß. Einige Patienten leiden unter Juckreiz. Der M. Hodgkin entsteht meist in zentralen Lymphknoten, d. h. einige Patienten zeigen eine mediastinale Lymphadenopathie.

Antwort 19

Klassifikation des M. Hodgkin:
- nodulär-sklerosierende Form (35 %)
- mischzelliger Typ (33 %)
- lymphozytenreicher Typ (16 %)
- lymphozytenarmer Typ (16 %).

Antwort 20

Nierenerkrankungen beim multiplen Myelom:
- Myelomniere
- tubuläre Nephrose (durch Rückresorption der ausgeschiedenen Leichtketten im Tubulusapparat)
- Glomerulonephritis
- Uratnephropathie
- Pyelonephritis
- Hyperviskosität
- Isosthenurie
- renal-tubuläre Azidose
- adultes Fanconi-Syndrom
- Nephrokalzinose
- plasmazelluläre Infiltrate
- Nierenamyloidose
- nephrotisches Syndrom.

21 Beschreiben Sie die idiopathische thrombozytopenische Purpura (ITP).

Gewusst?   ☺ ☐ ☺ ☐ ☹ ☐

---

22 Welche Erkrankungen werden mit der nicht-immunen Zerstörung der Blutplättchen assoziiert?

Gewusst?   ☺ ☐ ☺ ☐ ☹ ☐

Antwort 21

Bei der **ITP** kommt es zu einer Interaktion zwischen Autoantikörpern (gewöhnlich plättchenassoziierte IgG-Antikörper) und
den Thrombozyten des Patienten. Manchmal richten sich diese
Antikörper gegen spezifische Antigene, die mit funktionstüchti-
gen Proteinen in Zusammenhang stehen. Thrombozyten, die von
Autoantikörpern angegriffen wurden, werden abgesondert und
von Makrophagen in Milz, Leber und Knochenmark abgebaut.
Die Bildung von Megakaryozyten, die durch Knochenmarksbiop-
sie nachgewiesen werden können, scheint normal zu sein. Jedoch
haben neueste Studien gezeigt, dass die Megakaryozytopoese
eigentlich nicht optimal für das Ausmaß der peripheren Zerstörung ist. Folglich werden die Megakaryozyten wahrscheinlich
durch die Autoantikörper der ITP geschädigt.

Antwort 22

Eine **Thrombozytopenie** tritt bei vielen Erkrankungen der Hä-
matopoese auf. Meist kommt sie bei verstärkter peripherer Zerstörung der Blutplättchen vor. Einige dieser Bedingungen können
eine immunologische Komponente haben. Folgende Erkrankungen sind mit erhöhter Blutplättchenzerstörung assoziiert:

- Infektionen
- Sepsis, gram-negativ oder gram-positiv
- Viren, Rickettsien
- Histoplasmose
- Malaria
- Typhus, Brucellose
- Hypersplenismus
- extrakorporale Zirkulation, Hypothermie
- mikroangiopathische Erkrankungen
- DIC
- thrombotisch-thrombozy-topenische Purpura (TTP)
- Eklampsie, Präeklampsie
- Verbrennungen
- kavernöse Hämangiome
- Kasabach-Merritt-Syndrom
- massive Transfusion.

10 Pneumologie

1 Nennen Sie Erkrankungen, die mit Trommelschlegelfingern assoziiert werden.

Gewusst?   ☺ □ ☺ □ ☹ □

---

2 Nennen Sie Ursachen für akute und chronische Dyspnoe.

Gewusst?   ☺ □ ☺ □ ☹ □

---

3 Nennen Sie größere und geringere Komplikationen der Bronchoskopie.

Gewusst?   ☺ □ ☺ □ ☹ □

Antwort 1

Mit Trommelschlegelfingern assoziiert:
- pulmonale Erkrankungen: Lungenkarzinom, Lungenfibrose, chronische Infektion (z. B. Tuberkulose, cystische Fibrose), COPD (Chronic obstructive pulmonary disease), AV-Malformation
- Herzerkrankungen: Endokarditis, kongenitale Herzkrankheiten
- gastrointestinale Erkrankungen: Zirrhose, entzündliche Darmerkrankungen, Malignität, Malabsorption
- endokrine Erkrankungen: Hyperthyreose.

Antwort 2

Ursachen der akuten Dyspnoe:
- Asthma
- Lungenödem
- Pneumothorax
- Lungenembolie
- Pneumonie
- Pleuraerguss.

Ursachen der chronischen Dyspnoe:
- COPD
- interstitielle Lungenkrankheiten
- Anämie
- Linksherzinsuffizienz
- pulmonale Gefäßkrankheiten
- psychogene Ursachen.

Antwort 3

Größere Komplikationen der Bronchoskopie: starke Blutung, Pneumothorax, Ateminsuffizienz.
Geringere Komplikationen der Bronchoskopie: Synkope, Epistaxis, Bronchospasmus.

4 Was verursacht einen Pleuraerguss?

Wann enthält der Pleuraerguss Transsudat bzw. Exsudat?

Gewusst?　　　　　　　　☺ ☐ 😐 ☐ ☹ ☐

---

5 Welche körperlichen Untersuchungsergebnisse deuten auf einen Pleuraerguss hin?

Gewusst?　　　　　　　　☺ ☐ 😐 ☐ ☹ ☐

Antwort 4

Bei einem **Pleuraerguss** kommt es zur Flüssigkeitsansammlung in der Pleurahöhle. Dies kann durch erhöhten hydrostatischen Druck, erniedrigten onkotischen Druck, erniedrigten Druck in der Pleurahöhle (Lungenkollaps), Verlegung des Lymphabflusses oder erhöhte Permeabilität verursacht werden.

Transsudatbildung wird mit Zuständen der Volumenüberlastung assoziiert, z. B. kongestive Herzinsuffizienz, nephrotisches Syndrom und Leberzirrhose. Das **Exsudat** hat einen hohen Proteingehalt und wird durch entzündliche Prozesse der Pleura oder Versagen der Proteinentfernung durch die Lymphe verursacht. Es kommt bei Neoplasien, Infektion und verschiedenen Kollagengefäßkrankheiten vor.

Antwort 5

- Kleine Ergüsse (< 500 ml) haben oft minimale Untersuchungsergebnisse.
- größere Ergüsse: Dämpfung bei der Perkussion, abgeschwächtes Atemgeräusch, reduzierter Stimmfremitus über der betroffenen Thoraxhälfte
- große Ergüsse (> 1.500 ml), mit zusätzlichen Atelektasen: Bronchialatmen, Egobronchophonie, Nachschleppen der betroffenen Thoraxhälfte beim Atmen
- Pleurareiben kann in den frühen Stadien bemerkt werden oder gegen Ende kurz vor der Auflösung des Ergusses.

6 Welche Patientengruppe erleidet am häufigsten einen spontanen Pneumothorax?

Gewusst?   ☺ ☐ ☺ ☐ ☹ ☐

---

7 Welche Patientengruppe ist am häufigsten vom sekundären Spontanpneu betroffen?

Welche pulmonalen Grundleiden verursachen einen Pneumothorax?

Gewusst?   ☺ ☐ ☺ ☐ ☹ ☐

Antwort 6

Ein **idiopathischer Spontanpneu,** bei Patienten ohne vorausgehende Lungenkrankheit, resultiert wahrscheinlich aus der spontanen Ruptur einer subpleuralen Emphysemblase. Er hat die höchste Inzidenz bei 20–30-Jährigen, eher bei Rauchern und Exrauchern. Die Relation Männer:Frauen beträgt 4:1 und es sind eher große und schlanke Menschen betroffen.

Antwort 7

Der **sekundäre Spontanpneu,** der bei Patienten mit bestehender Lungenkrankheit auftritt, wird sehr oft bei COPD-Patienten beobachtet.

Ursachen des sekundären Spontanpneus:
- COPD
- Asthma
- Lungenabszess
- ARDS
- AIDS/Pneumocystis carinii Pneumonie
- Neoplasien
- Marfan-Syndrom
- Sarkoidose
- cystische Fibrose
- Tuberkulose
- eosinophile Granulome.

8 **Wie sieht das klinische Bild des Pneumothorax aus?**

Gewusst? ☺ ☐ ☺ ☐ ☹ ☐

---

9 **Was ist ein Spannungspneu?**

Gewusst? ☺ ☐ ☺ ☐ ☹ ☐

---

10 **Nennen Sie körperliche Untersuchungsbefunde, die auf einen Spannungspneu hinweisen.**

Gewusst? ☺ ☐ ☺ ☐ ☹ ☐

Antwort 8

Klinik des Spontanpneus: Auftreten in Ruhe. Stechende Schmerzen auf der betroffenen Thoraxseite und akute Dyspnoe sind die häufigsten Beschwerden. Der körperliche Untersuchungsbefund (Bei einem kleinen Pneu ist dieser sehr dezent.) beinhaltet:

- Sinustachykardie
- reduziertes Atemgeräusch
- reduzierter Stimmfremitus
- verstärkte Resonanz
- reduzierte Atembewegung auf der betroffenen Seite.

Antwort 9

Beim **Spannungspneu** gelangt Luft über einen Ventilmechanismus in den Pleuraspalt und kann nicht mehr entweichen. Der intrapleurale steigt während der Exspiration über den atmosphärischen Druck und es kommt zur Verlagerung des Mediastinums zur gesunden Seite. Möglicherweise tritt eine akute Verschlechterung der kardiopulmonalen Situation auf, die unverzüglich durch Entlastung (Punktion, damit Luft entweichen kann) behoben werden muss.

Antwort 10

Klinik des Spannungspneu:
- Befunde eines signifikanten Pneumothorax (kein Stimmfremitus, wenige oder keine Atemgeräusche, verstärkte Resonanz)
- kardiopulmonaler Ausgleich (Tachykardie, Hypotonie, Zyanose)
- evtl. Verdrängung der Trachea weg von der betroffenen Seite.

11 Mit welchen klinischen Befunden wird die Pneumonie diagnostiziert?

Welche Laboruntersuchungen und bildgebende Diagnostik machen Sie?

Gewusst?   ☺ ☐ ☺ ☐ ☹ ☐

---

12 Wer sollte gegen Pneumokokken geimpft werden und ist eine Auffrischimpfung notwendig?

Gewusst?   ☺ ☐ ☺ ☐ ☹ ☐

Antwort 11

Pneumonie

Klinische Befunde:
- Anamnese: Fieber, Husten (produktiv/unproduktiv), Dyspnoe, Pleuraschmerz, Bauchschmerzen, Unwohlsein
- körperliche Untersuchung: Fieber, Tachykardie, Zyanose (bei schwerer Pneumonie), Tachypnoe
- Auskultation: Rasselgeräusche, Bruststimme, Egobronchophonie, Dämpfung bei Perkussion (Pleuraerguss).

Laboruntersuchungen und bildgebende Diagnostik:
- Labortests: Sputum: Gramfärbung und Kultur, Leukozytenzahl (erhöht, normal, erniedrigt)
- Rö-Thorax: Verdichtung/Infiltrate (bilateral?) und/oder Pleuraerguss
- sonstige Untersuchungen: Sauerstoffsättigung, arterielle Blutgase.

Antwort 12

Pneumokokkenimpfung für:
- Personen > 65 Jahre
- Personen im Alter von 2–64 Jahren mit kardiopulmonalen Erkrankungen, Diabetes, Alkoholismus, chronische Lebererkrankungen, Cochleaimplantat, schlechte Wohnverhältnisse oder Pflegefälle
- immungeschwächte Menschen > 2 Jahre: Auffrischimpfung nach 5 Jahren. War das Kind bei der Erstimpfung 10 Jahre alt oder jünger, so sollte eine Auffrischimpfung nach 3 Jahren erwogen werden.

13 Nennen Sie mögliche Komplikationen der Pneumokokken-Pneumonie.

Gewusst? ☺ ☐ ☺ ☐ ☹ ☐

---

14 Definieren Sie nosokomiale Pneumonie. Wie ernst ist die Erkrankung?

Nennen Sie die häufigsten Keime.

Gewusst? ☺ ☐ ☺ ☐ ☹ ☐

---

15 Beschreiben Sie den radiologischen Befund der Pneumo-cystis-carinii-Pneumonie (PCP).

Gewusst? ☺ ☐ ☺ ☐ ☹ ☐

Antwort 13

- Befall des anderen Lungenflügels
- parapneumonischer Erguss oder Empyem
- nekrotisierende Pneumonie
- Lungenabszess.

Antwort 14

Eine **nosokomiale Pneumonie** wird > 48 h nach Krankenhausaufnahme erworben. Sie ist die Todesursache Nummer 1 der nosokomialen Sterblichkeit. Die Mortalitätsrate bleibt bei 30–50 % trotz antibiotischer Therapie. Die Inzidenz von Infektionen mit resistenten Keimen steigt an.

Am häufigsten wird eine nosokomiale Pneumonie von gram-negativen Keimen verursacht, z. B.: Pseudomonas aeruginosa, Klebsiella pneumonie, E. coli und Enterobacter spp. Staphylococcus aureus einschließlich Methicillin-restistente Keime, Streptococcus pneumoniae, Anaerobier, Candida spp.; Enterokokken- und gemischte Infektionen sind auch häufig. Insgesamt sind Pseudomonas und S. aureus am häufigsten.

Antwort 15

Die **Pneumocystis-carinii-Pneumonie** ist die häufigste Aids-definierende Erkrankung und sollte bei entsprechend klinischer Situation in Erwägung gezogen werden. Der häufigste radiologische Befund sind beidseitige interstitielle oder alveoläre Infiltrate. Weitere Befunde sind Pneumothorax, Zysten, Noduli, lobäre Infiltrate oder Pleuraerguss.

16 Nennen Sie Symptome der Tuberkulose (TBC).

Gewusst? ☺ ☐ ☺ ☐ ☹ ☐

---

17 Definieren Sie chronische Bronchitis.

Gewusst? ☺ ☐ ☺ ☐ ☹ ☐

---

18 Nennen Sie häufige Ursachen restriktiver Lungenkrankheiten.

Gewusst? ☺ ☐ ☺ ☐ ☹ ☐

Antwort 16

Symptome der Tuberkulose: Diese sind oft unspezifisch. Häufige Beschwerden sind produktiver Husten, Gewichtsverlust, Schwäche, Appetitlosigkeit, Nachtschweiß und allgemeines Unwohlsein. Diese nicht-spezifischen Symptome sind meist subakut oder chronisch (> 8 Wochen). Beides, Fieber (bei einem Drittel bis zur Hälfte der Patienten) und Hämoptyse korrelieren mit Kavernenbildung und positiver Sputumkultur.

Antwort 17

Die **chronische Bronchitis** ist eine klinische Diagnose und wird dann gestellt, wenn bei einem Patienten während mehr als 3 aufeinander folgenden Monaten in mehr als 2 aufeinander folgenden Jahren, an den meisten Morgen, produktiver Husten bestand.

Antwort 18

Ursachen restriktiver Lungenkrankheiten:
- interstitielle Lungenkrankheiten (Fibrose, Pneumokoniose, Ödem)
- Erkrankungen der Brustwand (Kyphoskoliose, neuromuskuläre Erkrankungen)
- Verminderung des Lungenvolumens (Tumor, Zysten)
- Pleuraerkrankungen (Erguss, Pneumothorax)
- extrathorakale Bedingungen (Adipositas, Aszites, Schwangerschaft).

11 Rheumatologie

1 Definieren Sie systemische rheumatoide Arthritis (M. Still).

Gewusst? ☺ ☐ 😐 ☐ ☹ ☐

---

2 Was sind die diagnostischen Kriterien des American College of Rheumatology (ACR) für rheumatoide Arthritis?

Gewusst?   ☺ ☐ 😐 ☐ ☹ ☐

Antwort 1

M. Still ist eine Verlaufsform der juvenilen chronischen Arthritis (JCA) und hat systemische Symptome (Fieber, Lymphadenopathie, Polyserositis von Perikard und Pleura, Hepatosplenomegalie und Leukozytose) als Hauptmanifestationen.

Antwort 2

Ein Patient hat eine **rheumatoide Arthritis,** wenn 4 von 7 Kriterien erfüllt sind. Die Kriterien 1–4 müssen für mindestens 4 Wochen vorliegen.

- **Kriterium 1:** Morgensteifigkeit der Gelenke für mind. 1 h
- **Kriterium 2:** Arthritis von 3 oder mehr Gelenken. Weichteilschwellung oder Erguss gleichzeitig an mindestens 3 Gelenken. Zu den 14 möglichen Gelenkbereichen zählen PIP, MCP, Handgelenk, Ellenbogen, Knie, Fußgelenk und MTP (vom Arzt diagnostiziert).
- **Kriterium 3:** Arthritis der Handgelenke. Schwellung an mindestens einem Gelenk: Handgelenk, MCP oder PIP
- **Kriterium 4:** symmetrische Arthritis: gleichzeitiger Befall desselben Gelenkbereiches beider Körperhälften
- **Kriterium 5:** Rheumaknoten: subkutane Knoten über Knochenvorsprüngen oder Extensorflächen oder im juxtaartikulären Bereich (vom Arzt diagnostiziert)
- **Kriterium 6:** Nachweis von Rheumafaktoren im Serum in abnorm hohem Titer mittels beliebiger Methode, sofern diese beim gesunden Kollektiv in < 5 % positive Ergebnisse erbringt
- **Kriterium 7:** typische Röntgenveränderungen der Hände und Handgelenke: gelenknahe Erosionen oder Osteoporose. Osteoartritische Veränderungen allein zählen nicht.

3 Unterscheiden Sie zwischen Bouchard-Knoten und Heberden-Knoten.

Gewusst?   ☺ ☐ ☺ ☐ ☹ ☐

---

4 Wer erkrankt an rheumatoider Arthritis?

Gewusst?   ☺ ☐ ☺ ☐ ☹ ☐

Antwort 3

Bouchard-Knoten: häufigste Manifestation einer Polyarthrose (Osteoarthritis) mit knöcherner Erweiterung der proximalen Interphalangealgelenke (PIP).

Heberden-Knoten: häufigste Manifestation einer Polyarthrose (Osteoarthritis) mit knöcherner Erweiterung der distalen Interphalangealgelenke (DIP). Frauen sind häufiger betroffen als Männer (Verhältnis 10:1). Vererbung spielt besonders bei Müttern, Töchtern und Schwestern eine große Rolle.

Antwort 4

1 % der Bevölkerung erkrankt an **rheumatoider Arthritis.** Sie betrifft 2–3-mal mehr Frauen als Männer und tritt sowohl bei Kindern als auch bei sehr alten Menschen auf. Der Häufigkeitsgipfel jedoch liegt in der 5. Lebensdekade. Weltweit ist die Prävalenz gleichbleibend. Ausnahmen bilden einzelne amerikanische Eingeborenenstämme, z.B. Chippewa, Pima und Yakima. Umgekehrt sind die Stämme der Blackfeet und Haida und die ländlichen Schwarzafrikaner vor dieser Erkrankung geschützt. Sozioökonomische Faktoren können die Schwere einer nachgewiesenen rheumatoiden Arthritis beeinflussen. Zwingende Daten unterstützen jedoch eine Prädisposition der Erkrankung.

5 Bei welchen Erkrankungen können Rheumafaktoren nachgewiesen werden?

Gewusst?   ☺ □ 😐 □ ☹ □

---

6 Was ist das Sjögren-Syndrom?

Gewusst?   ☺ □ 😐 □ ☹ □

Antwort 5

Der Nachweis von **Rheumafaktoren** ist nicht spezifisch für die rheumatoider Arthritis. Patienten mit rheumatischen Erkrankungen, wie Sarkoidose, interstitielle Lungenerkrankung, Kryoglobulinämie, SLE und Sjögren-Syndrom können Rheumafaktoren im Serum haben. Verschiedene Infektionen durch Viren und Parasiten oder Mononukleose, Hepatitis, Malaria, Tuberkulose und bakterielle Endokarditis sind ebenso mit Rheumafaktoren assoziiert. Bis zu 70 % der Patienten mit einer aktiven Hepatitis-C-Infektion haben Rheumafaktoren im Serum, wahrscheinlich aufgrund der Kreuzreaktion zwischen Kryoglobulinen (häufig bei Hepatitis C) und Rheumafaktoren. Da eine chronische Hepatitis auch Schmerzen und gelegentlich eine milde Synovitis verursacht, ist beim Ausschluss einer Hepatitis C (sogar bei normalen Transaminasen) und der Diagnosestellung einer rheumatoiden Arthritis Vorsicht geboten. Sogar eine Parvovirus-B19-Infektion (5. Krankheit oder Erythema infectiosum) kann eine symmetrische Polyarthropathie verursachen, die mit zeitweise leicht erhöhten Rheumafaktoren im Serum einer rheumatoide Arthritis ähnelt.

Antwort 6

Das **Sjögren-Syndrom** ist eine entzündliche Erkrankung der exokrinen Drüsen, die sich primär durch Trockenheit von Augen und Mund manifestiert. Sie tritt eigenständig (primäres Sjögren-Syndrom) oder in Verbindung mit anderen rheumatischen Erkrankungen (sekundäres Sjögren-Syndrom), gewöhnlich mit einer rheumatoiden Arthritis oder einem SLE auf.

7 Nennen Sie die wichtigsten Symptome und Laborbefunde des systemischen Lupus erythematodes (SLE).

Gewusst? ☺ □ ☺ □ ☹ □

---

8 Beschreiben Sie die pulmonalen Veränderungen des SLE.

Gewusst? ☺ □ ☺ □ ☹ □

Antwort 7

Laborbefunde bei SLE:

- ANA positiv (97 %)
- Arthritis/Arthralgie (80 %)
- Fieber (48 %)
- Hautbeteiligung (71 %)
- Erhöhte Anti-dsDNA (46 %)
- Leukopenie (46 %)
- Anämie (42 %)
- Myalgie (60 %)
- Nephritis (42 %)
- Pleuritis (44 %)
- ZNS-Symptome (32 %).

(Häufigkeitsangabe in Klammern)

Antwort 8

Pulmonale Veränderungen beim **SLE** sind ziemlich häufig und zeigen sich in Form von Pleuritis oder Pleuraerguss. Bis zu 60 % der Patienten haben Pleuraschmerzen im Verlauf ihrer Erkrankung. Die Pleuraergüsse sind entweder transudativ oder exsudativ und selten das Erkennungsmerkmal. Das so genannte shrinking lung syndrome beschreibt eine Dyspnoe, die mit einer Zwerchfellstörung einhergeht, möglicherweise als Folge einer Narbenbildung der Pleura. Eine Beteiligung des Lungenparenchyms oder eine Lupus pneumonitis werden ebenso wie Lungenblutungen, Lungenembolien und pulmonale Hypertonie beschrieben. Embolien und Hypertonie treten häufiger bei gleichzeitigem Nachweis von Phospholipid-Antikörpern auf.

9 **Wie häufig befällt der SLE den GI-Trakt?**
Welche Formen kennen Sie?

Gewusst? ☺ □ ☺ □ ☹ □

---

10 **Beschreiben Sie das Raynaud-Syndrom.**

Gewusst? ☺ □ ☺ □ ☹ □

Antwort 9

Etwa 50 % der Patienten mit **SLE** haben eine **Beteiligung des GI-Traktes.** Appetitlosigkeit, Übelkeit und Erbrechen sind die häufigsten Manifestationen. Orale Ulzera (meist Erosionen in den Wangen) werden bei 40 % der Patienten gefunden. Eine Ösophagusbeteiligung, wie Ösophagitis, Ulzera oder Motilitätsstörungen, scheint mit dem Raynaud-Phänomen zu korrelieren. Eine intestinale Beteiligung führt zu Bauchschmerzen, Diarrhö und gelegentlich zu Blutungen. Eine evtl. vorliegende intestinale Ischämie kann zu Infarkt oder Perforation führen. Die intestinale Pneumatosis ist gutartig und meist vorübergehend, kann aber auch eine irreversible, nekrotisierende Enterokolitis darstellen. Zudem sind Pankreatitis und abdominale Serositis bekannt. Störungen der Leberfunktion treten ebenso auf. Ein gefäßentzündlicher Prozess wird mit gastrointestinalen Manifestationen in Verbindung gebracht.

Antwort 10

Beim **Raynaud-Syndrom** handelt es sich um eine Farbveränderung (gewöhnlich weiß, blau und dann rot) der Hände oder eines anderen distalen Körperteils verursacht durch emotionalen Stress oder Kältereiz. Es ist schwierig, den Patienten bei der Diagnosestellung des Raynaud-Syndroms während der Befragung nicht zu beeinflussen. Deshalb sollte der Arzt fragen: „Haben Sie beim Lebensmitteleinkauf Probleme, wenn Sie in die Tiefkühltruhe greifen?" oder „Wenn Sie bei Kälte Ihre Hände beobachten, verändern sie sich?"

11 Welche rheumatischen Erkrankungen werden typischerweise mit dem Raynaud-Syndrom assoziiert?

Gewusst? ☺ ☐ ☺ ☐ ☹ ☐

---

12 Was sind Spondyloarthropathien? Welche Krankheiten werden dazu gezählt?

Gewusst? ☺ ☐ ☺ ☐ ☹ ☐

Antwort 11

Mit Raynaud-Syndrom assoziierte Erkrankungen:

- SLE
- Anti-Phospholipid-Syndrom
- CREST-Syndrom
- medikamentös induzierter Lupus
- medikamentös toxisch
- systemische Sklerose
- idiopathisches Raynaud-Syndrom
- Karzinoid-Syndrom
- Karpaltunnelsyndrom
- Polymyositis
- Sjögren-Syndrom
- Kälteantikörper
- Kryoglobulinämie (primär oder in Verbindung mit Hepatitis C)
- systemische Vaskulopathien
- Cholesterinembolie.

Antwort 12

Spondyloarthropathien sind entzündliche Erkrankungen unklarer Ätiologie, die Wirbelsäule und Iliosakralgelenk befallen. Dabei sind keine Rheumafaktoren oder andere Autoantikörper nachweisbar und es besteht eine starke Assoziation mit HLA B27. Gemeinsame Symptome sind periphere Oligoarthropathien, Enthesopathien und extraartikuläre Entzündungsherde. Zu den Erkrankungen zählen:

- ankylosierende Spondylitis
- reaktive Arthritis
- juvenile Spondyloarthropathie
- Arthritis psoriatica
- enteropathische Arthritis.

13 Nennen Sie die 4 Stadien der Gicht.

Gewusst?　　　　　　　　☺ ☐ ☺ ☐ ☹ ☐

---

14 Nennen Sie die 5 klassischen, radiologischen Befunde bei Osteoarthritis (Arthrose).

Gewusst?　　　　　　　　☺ ☐ ☺ ☐ ☹ ☐

---

15 Welche rheumatischen Erkrankungen werden mit Uveitis assoziiert?

Gewusst?　　　　　　　　☺ ☐ ☺ ☐ ☹ ☐

Antwort 13

Stadien der Gicht:
- **Stadium 1:** asymptomatische Hyperurikämie
- **Stadium 2:** akuter Gichtanfall
- **Stadium 3:** interkritisches Stadium, Zeit zwischen 2 Gichtanfällen
- **Stadium 4:** chronische Gicht mit Tophusbildungen und irreversiblen Gelenkveränderungen.

Antwort 14

Befunde bei Osteoarthritis:
- subchondrale Zystenbildung
- Knochenneubildung (Osteophyten)
- Knochensklerose
- Gelenkspaltverschmälerung
- subchondrale Ossifizierung.

Antwort 15

Rheumatische Erkrankungen mit Uveitis:
- ankylosierende Spondylitis
- reaktive Arthritis
- Psoriasis
- entzündliche Darmerkrankungen
- Kawasaki- Syndrom
- juvenile RA
- Sjögren-Syndrom
- Sarkoidose
- M. Behcet
- rezidivierende Polychondritis.

16 Beschreiben Sie die Ätiologie des rheumatischen Fiebers.

Gewusst?   ☺ □ ☺ □ ☹ □

---

17 Was ist die Dupuytren-Kontraktur und bei welchen Krankheiten tritt sie auf?

Gewusst?   ☺ □ ☺ □ ☹ □

---

18 Nennen Sie die klinischen Symptome der Lyme-Borreliose. Wann treten sie im Verlauf der Erkrankung auf?

Gewusst?   ☺ □ ☺ □ ☹ □

Antwort 16

Das **rheumatische Fieber** tritt nach einer Pharyngitis durch Streptokokken der Gruppe A auf. Diese kann auch asymptomatisch verlaufen. Daten weisen darauf hin, dass die Autoimmunreaktion gegen die Bakterien eine wichtige Rolle spielt. Die Antikörper zeigen eine Kreuzreaktion mit humanen Antigenen, was zu einer anhaltenden Autoimmunreaktion und Gewebezerstörung führt (molekulares Mimikri). Die Entstehung von Immunkomplexen wurde ebenfalls dokumentiert.

Antwort 17

Die **Dupuytren-Kontraktur** ist eine Fibrose und Verdickung der Palmarfaszie, die zur Beugekontraktur führt. Sie wurde nach ihrem Erstbeschreiber Dupuytren benannt. Bei folgenden Krankheiten kann sie auftreten: Diabetes mellitus, chronische Lebererkrankungen, Epilepsie, Plantarfaszienentzündung, Karpaltunnelsyndrom, rheumatoide Arthritis, Handtrauma, Lungentuberkulose und Alkoholismus.

Antwort 18

Erste Symptome der **Lyme-Borreliose** sind ein Erythema chronicum migrans und grippeähnliche Allgemeinsymptome. In den folgenden Wochen können sich neurologische Symptome, wie Meningitis, periphere Facialisparese und eine periphere Neuropathie, entwickeln. Bei bis zu 8 % der unbehandelten Patienten kommt es zu einer Beteiligung des Herzens, dazu gehören AV-Block und Myokarditis. Wochen bis Jahre nach Infektion kann eine entzündliche Arthritis, die sich vorwiegend im Knie manifestiert, auftreten.

12 Immunologie

1 **Erläutern Sie die 4 Überempfindlichkeitsreaktionen.**

Gewusst? ☺ ☐ ☺ ☐ ☹ ☐

---

2 **Ein Patient klagt über Ermüdung beim Haare kämmen und Treppen steigen. Welche Diagnose ist wahrscheinlich?**

Gewusst? ☺ ☐ ☺ ☐ ☹ ☐

Antwort 1

Die 4 klassischen Typen der Hypersensibilität nach Coombs und Gell klassifizieren die immunologisch vermittelten Reaktionen.

Tab. 12.1: Allergietypen nach Coombs und Gell

Typ	Mechanismus	Reaktionszeit	Klinisches Beispiel
I	IgE-vermittelte Degranulation von Mastzellen und Basophilen	1–15 Minuten	Allergie, Heuschnupfen, Urtikaria
II	Ak richten sich gegen zellgebundene Ag, dies führt zu Phagozytose oder Lyse. Stimulierende oder inkomplette Ak als Verursacher von Krankheiten.	mehrere Stunden	Goodpasture-Syndrom, Transfusionsreaktion (Lyse), Diabetes (inkompletter Ak), M. Basedow (stimulierender Ak)
III	Immunkomplexbildung mit Ablagerung in Gefäßwand und Komplementaktivierung	mehrere Stunden	Arthus-Phänomen, Serumkrankheit, exogenallergische Alveolitis
IV	Reaktion des Ag mit T-Lymphozyten (CD4 oder CD8)	36–48 Stunden	Tuberkulinreaktion, Kontaktekzem, Transplantatabstoßung

Antwort 2

Es handelt sich um eine Erkrankung mit **proximaler Muskelschwäche,** z. B. Myasthenia gravis, Lambert-Eaton Syndrom, Polymyositis, Dermatomyositis und Polymyalgia rheumatica.

3 Was ist das häufigste Antikörpermangel-Syndrom?
Beschreiben Sie die klinische Bedeutung dieser Erkrankung.

Gewusst?   ☺ ☐ ☺ ☐ ☹ ☐

---

4 Nennen Sie die klinischen Manifestationen der Anaphylaxie.

Gewusst?   ☺ ☐ ☺ ☐ ☹ ☐

Antwort 3

Der **selektive IgA-Mangel** tritt mit einer Häufigkeit von 1:500–700 auf.

Ein Teil der Patienten ist asymptomatisch, der Rest leidet an rezidivierenden Infekten der oberen Luftwege. Der IgA-Mangel wird oft von einem IgG2-Mangel begleitet. Diese Patienten sind besonders für Komplikationen mit abgekapselten Bakterien (Streptococcus pneumoniae oder Haemophilus influenzae) anfällig, da die IgG-Antikörperantwort gegen bakterielle Polysaccharide von IgG2 ausgeht. Bei selektivem IgA-Mangel, liegt das Serum-IgA unter 5 mg/dl. Der IgA-Gehalt in Sekreten ist meist auch erniedrigt. IgG- und IgM-Spiegel sind normal. Einige Patienten leiden an einer Autoimmunerkrankung (SLE und rheumatoider Arthritis).

Antwort 4

Klinik der Anaphylaxie:

- allgemein: Flush, Angst
- Haut: Urtikaria/Angioödem, Flush, Pruritus
- Augen: Tränenfluss, Pruritus
- obere Atemwege: Niesen, nasaler Pruritus, Sekretion und Nasenschleimhautschwellung, Heiserkeit, Larynxödem, Stridor
- untere Atemwege: Bronchospasmus, Tachypnoe, interkostale Einziehungen, Einsatz der Atemhilfsmuskulatur
- Herz: Hypotonie, Tachykardie, Arrhythmie
- GI: Übelkeit, Erbrechen, Bauchschmerz, Diarrhö
- Nervensystem: Kopfschmerz, Synkope, Krämpfe.

5 Vergleichen Sie Medikamentenallergie, Medikamentenintoleranz und spezifische Medikamentenreaktion.

Gewusst?   ☺ ☐ ☺ ☐ ☹ ☐

---

6 Ein 18-jähriger Patient mit Bauchschmerzen, blutiger
Diarrhö, peripherer Neuropathie und Nachweis von IgA-
Ablagerungen nach Biopsie des GI-Traktes stellt sich vor.
Was ist die wahrscheinlichste Diagnose?

Gewusst?   ☺ ☐ ☺ ☐ ☹ ☐

Antwort 5

Alle 3 Varianten sind Nebenwirkungen. Die echte **Medikamentenallergie** ist eine immunologisch vermittelte Nebenwirkung. Sie tritt schon bei sehr geringen Dosen auf und macht 54 % aller Nebenwirkungen aus. Die **Medikamentenintoleranz,** die auch schon bei sehr geringen verabreichten Dosen auftreten kann, ist Folge einer unerwünschten pharmakologischen Medikamentenwirkung. Die spezifische **Medikamentenreaktion** basiert auf einer individuellen biochemischen Veränderung des Medikamentenabbaus beim Patienten.

Antwort 6

Das klinische Bild ist typisch für eine **Purpura Schönlein-Henoch,** obwohl das Erkrankungsalter normalerweise jünger ist. Die Krankheit betrifft fast immer das männliche Geschlecht. Es handelt sich um eine allergische Vaskulitis, die Haut, Gelenke, Darm und Nieren befällt. Sie heilt meist spontan aus, wenngleich in seltenen Fällen chronische Nierenerkrankungen entstehen. Die Erkrankung tritt häufig nach einem Infekt der oberen Luftwege auf. Zirkulierende Immunkomplexe (IgA) sind häufig. Das Serum-IgA kann erhöht sein und in den betroffenen Geweben finden sich Immunkomplexablagerungen.

7 Was verursacht eine Rhinitis medicamentosa?

Gewusst?   ☺ ☐ ☺ ☐ ☹ ☐

---

8 Welche Infektionen spielen bei der Exazerbation eines Asthma bronchiale eine Rolle?

Gewusst?   ☺ ☐ ☺ ☐ ☹ ☐

---

9 Was ist das Guillan-Barré-Syndrom (GBS)?

Gewusst?   ☺ ☐ ☺ ☐ ☹ ☐

Antwort 7

Die **Rhinitis medicamentosa** führt zu einer starken Nasenschleimhautschwellung, oft mit kompletter Obstruktion der Nasenwege aufgrund einer Rebound- Vasodilatation. Sie wird verursacht durch langfristigen Gebrauch von topisch angewandten Vasokonstriktoren zur Behandlung der chronischen allergischen Rhinitis. Problematisch sind rezeptfrei erhältliche Medikamente, wie Oxymetazolin-Nasenspray, den die Patienten ohne professionelle Hilfe im Übermaß anwenden.

Antwort 8

Exazerbation eines Asthma bronchiale: Eine große Bedeutung haben Infektionen der oberen Luftwege, die durch Viren und Mycoplasma pneumoniae hervorgerufen werden. Diese Verbindung spielt besonders in der Pädiatrie eine Rolle. Respiratory-Syncytial-Viren, Parainfluenza-, Influenza-, Adeno- und Rhinoviren können auch eine Exazerbation zur Folge haben.

Antwort 9

Das **Guillain-Barré-Syndrom** ist die akute Form einer erworbenen demyelinisierenden Neuropathie. Patienten, deren Symptome nicht innerhalb von 4–6 Wochen spontan abklingen und die eine chronische Schwäche entwickeln, leiden an einer chronisch entzündlichen demyelinisierenden Polyradikulopathie. Die Ursachen dieser Leiden bleiben unklar und das Prinzip der Therapie ist besonders mit Blick auf die Atemlähmung unterstützend. Man geht immer mehr davon aus, dass diese Erkrankungen immunologisch vermittelt sind.

13 AIDS und HIV

1 Wann kommt es nach einer akuten HIV-Infektion zu Symptomen? Wie lange dauern diese Symptome an?

Gewusst?   ☺ ☐ ☺ ☐ ☹ ☐

---

2 Ist eine HIV-Behandlung effektiv, um eine perinatale HIV-Übertragung zu vermeiden?

Gewusst?   ☺ ☐ ☺ ☐ ☹ ☐

---

3 Was ist ein Soor?

Gewusst?   ☺ ☐ ☺ ☐ ☹ ☐

Antwort 1

Akute HIV-Infektion: Die Symptome treten 1–8 Wochen nach Infektion auf. Man glaubt, dass die Symptome Folge einer spezifischen Immunantwort auf das HI-Virus sind. Die Krankheit dauert 1–3 Wochen; es gibt jedoch auch Fälle, bei denen die Symptome über 8 Wochen angedauert haben.

Antwort 2

Absolut! Ein **HIV**-Test während der **Schwangerschaft** ist vorgeschrieben, damit früh mit einer Behandlung begonnen werden kann. Wird die Patientin nicht behandelt, so besteht eine perinatale Übertragungsrate von 20–33 %. Durch die Kombinationstherapie konnte die Übertragungsrate auf < 2 % gesenkt werden. Im Allgemeinen sind die Therapieempfehlungen bei schwangeren und nicht schwangeren Patienten gleich. Eine große Ausnahme macht der Wirkstoff Efavirenz (Sustiva®), der aufgrund einer möglichen fetalen Toxizität nicht im ersten Drittel der Schwangerschaft gegeben werden darf.

Antwort 3

Soor ist eine oropharyngeale pseudomembranöse Candidosis, die AIDS vorankündigt. Es bilden sich weiße Plaques (Pseudomembranen), entweder kleine verstreute oder große Plaques in der Mundschleimhaut. Die Candidosis kann auch ein atrophisches oder erythematöses Aussehen ohne Plaques haben. Erhebliche Schmerzen im Mund zusammen mit verändertem Geschmack können auftreten. Die Diagnose kann klinisch durch Abstrich oder Kultur gestellt werden. Der Arzt sollte einen Mundsoor nicht mit der oralen Haarleukoplakie verwechseln, die weißliche, nicht abstreifbare Beläge am Zungenrand bildet.

4 **Was ist die HIV-assoziierte Enzephalopathie?**

Gewusst?   ☺ ☐ ☺ ☐ ☹ ☐

---

5 **Was bedeutet PCP?**

Gewusst?   ☺ ☐ ☺ ☐ ☹ ☐

Antwort 4

HIV-assoziierte Enzephalopathie: Patienten mit AIDS entwickeln im Verlauf der Erkrankung kognitive, psychische und motorische Störungen. Obwohl viele opportunistische Infektionen (z. B. Kryptokokkose, Toxoplasmose, Tuberkulose) ausgeschlossen werden können scheint dieser Symptomenkomplex durch direkte ZNS-Infektion mit HIV verursacht. Im frühen Verlauf der Krankheit werden neuropsychologische Tests benötigt, um den klinischen Verdacht einer Demenz zu bestätigen, im weiteren Verlauf jedoch, kann sie bis zur Entwicklung eines apallischen Syndroms fortschreiten. Zuerst klagen die Patienten über Konzentrationsschwäche und Familie und Freunde bemerken Persönlichkeitsveränderungen. Eine gründliche neurologische Beurteilung und Untersuchung auch anderer Ursachen ist notwendig. Die genaue Ursache der Demenz ist nicht bekannt.

Antwort 5

PCP steht für **Pneumocystis-carinii-Pneumonie.** Bevor die prophylaktische Behandlung eingeführt wurde, war die PCP bei über 60 % der Patienten Erstmanifestation der Erkrankung und wurde letztendlich bei über 80 % der Patienten im Verlauf der Krankheit beobachtet. Aufgrund der zunehmenden Zahl an HIV-Tests und dem Beginn einer effektiven Primärprophylaxe der PCP, sollte die Inzidenz gegen 0 gehen. Leider erhalten noch nicht genug Patienten einen HIV-Test im frühen Stadium, sodass die Erkrankung oft asymptomatisch bis zum Punkt der Immunsuppression fortschreitet, ab dem sich das Risiko für eine PCP erhöht.

6 Nennen Sie Indikationen für die PCP-Prophylaxe.

Gewusst?   ☺ ☐ 😐 ☐ ☹ ☐

---

7 Beschreiben Sie das wechselseitige Verhältnis zwischen HIV und Tuberkulose (TBC).

Gewusst?   ☺ ☐ 😐 ☐ ☹ ☐

---

8 Was ist die häufigste Ursache einer Meningitis bei AIDS-Patienten?

Gewusst?   ☺ ☐ 😐 ☐ ☹ ☐

Antwort 6

Indikationen der PCP-Prophylaxe:
- vorangegangene PCP-Infektion (Sekundärprophylaxe)
- Menge an $CD4^+ < 200/mm^3$ (oder: $CD4^+ < 14\%$ aller Lymphozyten)
- Früherer Beginn ($CD4^+ > 200$) ist bei Mundsoor, unklarem Fieber oder rapidem Abfall der $CD4^+$ Zellen gerechtfertigt.

Antwort 7

Bis Mitte der 80er Jahre nahmen Morbidität und Mortalität der Tuberkulose konstant und schnell ab. 1986 stieg die Zahl der Erkrankungen zum 1. Mal seit 1953 die landesweite Meldepflicht eingeführt wurde. Stichproben in den Listen der **TBC- und AIDS-Fälle** in den Gesundheitsämtern ergaben eine hohe Anzahl an Patienten, die auf beiden Listen standen. HIV-Patienten sind sehr anfällig für primäre TBC. Außerdem entwickelt sich die latente TBC eines HIV-Patienten sehr schnell zur aktiven Tuberkulose.

Antwort 8

Meningitis bei AIDS-Patienten: Cryptococcus neoformans gilt als häufigste Ursache. Abhängig von der Reihenfolge der Untersuchungen macht Cryptococcus neoformans 5–10 % der AIDS-definierenden opportunistischen Infektionen aus. Nachdem die Patienten auch nach bereits gestellter AIDS-Diagnose eine Infektion durch Cryptococcus neoformans erleiden können, liegt die allgemeine Einschätzung der Erkrankung bei 8–15 %. Studien weisen auf eine Abnahme der Inzidenz bereits vor der Ära der Kombinationstherapie hin. Dies könnte möglicherweise mit dem häufigeren Einsatz von Fluconazol zusammenhängen, das entweder zur Prophylaxe oder zur Behandlung von anderen Pilzerkrankungen, wie Mundsoor oder Candidiasis des Ösophagus eingesetzt wurde.

14 Ambulante Behandlung

1 Welche Ursachen der sekundären Hypertonie können bei der körperlichen Untersuchung festgestellt werden?

Gewusst?   ☺ ☐ ☺ ☐ ☹ ☐

---

2 Sollte ein systolischer RR zwischen 120 und 139 mm/Hg und/oder ein diastolischer RR zwischen 80 und 89 mm/Hg behandelt werden?

Gewusst?   ☺ ☐ ☺ ☐ ☹ ☐

---

3 Welche Impfungen sollte ein Patient nach Splenektomie oder mit funktioneller Asplenie (z. B. Sichelzellenanämie) erhalten?

Gewusst?   ☺ ☐ ☺ ☐ ☹ ☐

Antwort 1

Ursachen der sekundären Hypertonie:
- Aorteninsuffizienz: diastolisches Herzgeräusch
- Aortenisthmusstenose: abgeschwächte Femoralispulse, Herzgeräusch am besten am Rücken zu hören
- Nierenarterienstenose: paraumbilikales Geräusch
- Subclavia-Stenose: RR-Differenz > 10 mm/Hg zwischen rechtem und linkem Arm
- M. Cushing: Striae rubrae, Stiernacken, Mondgesicht
- Hyperthyreose: knötchenförmige Schilddrüsenstruktur oder Druckempfindlichkeit
- Schlafapnoe: Adipositas, besonders im Nacken
- Alkoholismus: Spider naevi, Hepatomegalie, Gynäkomastie.

Antwort 2

Blutdruckmesswerte wie diese werden **Prähypertonie** genannt und stehen im Zusammenhang mit kardiovaskulären Erkrankungen. Eine Änderung der Lebensgewohnheiten (Gewichtsabnahme, Salzrestriktion, weniger Alkohol, Stressreduktion, Rauchen einstellen, regelmäßige Bewegung, fettarme Ernährung und viel Obst und Gemüse) sollte angeordnet werden. Eine medikamentöse Therapie wird bei systolischen Werten ≥ 140 mm/Hg und diastolischen Werten ≥ 90 mm/Hg eingeleitet.

Antwort 3

- Pneumokokken
- Meningokokken
- Haemophilus influenzae.

4 Wonach sollten Sie eine 20-jährige, sexuell-aktive Patientin fragen, die wegen akuter Dysurie zu Ihnen kommt?

Was sollte die körperliche Untersuchung beinhalten?

Gewusst?   ☺ ☐ ☺ ☐ ☹ ☐

---

5 Nennen Sie absolute Kontraindikationen für die Einnahme oraler Kontrazeptiva.

Gewusst?   ☺ ☐ ☺ ☐ ☹ ☐

Antwort 4

Akute Dysurie: Die Patientin sollte befragt werden nach: Hämaturie, vaginaler Ausfluss, Flankenschmerzen, Fieber, Schüttelfrost, letzte Periodenblutung, sexuelle Aktivität, Art und Weise der Verhütung, vorausgegangene Schwangerschaften, Fehlgeburten oder Aborte, Krankheiten oder Symptome des Sexualpartners, seit kurzem neuer Sexualpartner, frühere STDs, Ergebnis eines vielleicht durchgeführten HIV-Tests.

Körperliche Untersuchung: Temperatur, Puls, RR, Untersuchung des Abdomens, Druckschmerzhaftigkeit in den Flanken, bimanuelle vaginale Untersuchung.

Antwort 5

Kontraindikationen oraler Kontrazeptiva:
- Schwangerschaft
- Stillzeit
- Thrombophlebitis
- früherer Apoplex
- frühere Thromboembolie
- anamnestisch Hyperkoagulabilität (Antiphospholipid-Syndrom, nephritisches Syndrom, Faktor-V-Leiden)
- früherer östrogenabhängiger Tumor (Mamma, Endometrium)
- Lebererkrankungen
- uterine Blutung unklarer Genese
- Hypertriglyzeridämie
- starke Raucherinnen (20 Zigaretten/d) > 35 Jahre.

6 **Wie sollen Biphosphonate eingenommen werden?**

Gewusst?   ☺ ☐ ☺ ☐ ☹ ☐

---

7 **Nennen Sie die zur Verfügung stehenden Behandlungs-methoden der Osteoporose.**

Gewusst?   ☺ ☐ ☺ ☐ ☹ ☐

Antwort 6

Einnahme von Biphosphonaten:

- Einnahme 1-mal wöchentlich
- morgens mit einem Glas Wasser
- Einnahme nicht zusammen mit Speisen oder anderen Medikamenten
- Nach der Einnahme 30 min nichts essen oder trinken und keine anderen Medikamente einnehmen.
- Für 30 min in aufrechter Körperhaltung bleiben (sitzen oder stehen).

Antwort 7

Therapie bei Osteoporose:

- körperliche Bewegung (inklusive Laufen)
- Kalzium (1.500 mg/Tag für postmenopausale Frauen und ältere Männer, 1.000 mg/Tag für prämenopausale Frauen) + Vitamin D (500–1.000 IE/Tag)
- Biphosphonate (Alendronsäure und Risedronsäure)
- Lachscalcitonin (Weniger effektiv, kann aber nasal verabreicht werden.)
- Calciferol (selten eingesetzt).

8 Nennen Sie Symptome und Komplikationen der Influenza.

Gewusst?   ☺ ☐ ☺ ☐ ☹ ☐

---

9 Welche Risikogruppen sollen gegen Influenza geimpft werden?

Gewusst?   ☺ ☐ ☺ ☐ ☹ ☐

Antwort 8

Symptome:
- akuter Beginn mit hohem Fieber
- Myalgien
- Kopfschmerz
- allgemeines Krankheitsgefühl
- Schnupfen
- Halsschmerzen.

Komplikationen:
- Pneumonie (entweder primäre Influenza-Pneumonie oder sekundär-bakterielle Pneumonie)
- Enzephalitis, Myelitis
- Hepatitis, Pankreatitis
- Myositis, Rhabdomyolyse
- Asthenie, anhaltende Müdigkeit
- Reye-Syndrom (bei Kindern und Erwachsenen).

Antwort 9

Risikogruppen Influenza:
- Patienten mit chronischen Lungenerkrankungen (auch Asthmapatienten)
- Patienten mit chronischen kardiovaskulären Erkrankungen
- Menschen im Altersheim oder in Pflegeeinrichtungen
- ≥ 50 Jahre
- Patienten mit Diabetes mellitus, Nierenstörungen, Hämoglobinopathien und Immunsuppression (auch medikamentös induziert)
- Jugendliche mit langfristiger Aspirin-Therapie
- Schwangere im 2. oder 3. Trimenon während der Grippezeit (Ende November bis Anfang März).

10 Wer sollte gegen Hepatitis A geimpft werden?

Gewusst?   ☺ ☐ ☺ ☐ ☹ ☐

---

11 Nennen Sie diagnostische Kriterien für die typische endogene Depression.

Gewusst?   ☺ ☐ ☺ ☐ ☹ ☐

Antwort 10

Hepatitis-A-Impfung für:

- Personen, die häufig nach Mexiko, in die Karibik, nach Asien (außer Japan), Osteuropa, Südamerika und Afrika reisen
- Patienten mit chronischer Lebererkrankung
- Menschen in Ländern mit hoher Prävalenz (z. B. Kalifornien)
- Drogensüchtige
- homosexuelle Männer
- Personal der Tagespflege
- Patienten, die Gerinnungsfaktoren verabreicht bekommen
- Lebensmittelhändler.

Antwort 11

Bei **endogener Depression** müssen 5 der folgenden Symptome für nahezu jeden Tag über einen Zeitraum von 2 Wochen vorhanden sein:

- depressive Stimmung für den größten Teil des Tages
- vermindertes Interesse oder Freude an beinahe allen Aktivitäten
- Gewichtsverlust oder -zunahme durch verminderten oder gesteigerten Appetit
- Schlafstörung oder Schlafsucht
- psychomotorische Agitation oder Verlangsamung
- vermindertes Selbstwertgefühl oder Schuldgefühle
- Konzentrationsstörungen oder Denkhemmung
- wiederkehrende Gedanken über den Tod, Suizidgedanken oder Suizidversuch.

Register

Register

Register